PEDIATRIA
MANUAL PRÁTICO

1ª. EDIÇÃO 2021

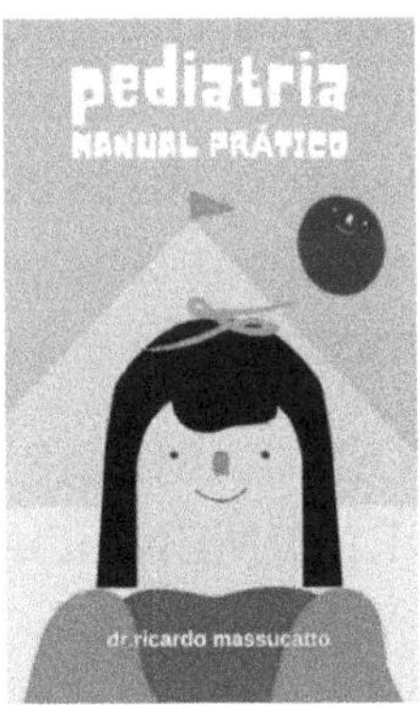

DR.RICARDO MASSUCATTO

INTRODUÇÃO

Nada mais prático do que um Ebook com condutas práticas e dosagens rápidas de emergência para ser utilizado em plantões e mesmo no consultório.

Depois do nosso primeiro Ebook **Na hora H Pediatria** estamos trazendo esta complementação aos leitores no que se refere a condutas básicas de problemas comuns e tabelas médicas e um enfoque aos principais medicamentos da emergência e da clínica diária.

NA PARTE FINAL TABELAS DE PARADA E EMERGÊNCIA REDIMENSIONÁVEIS BO CELULAR

Lembramos que as condutas e dosagens devem ser revisadas pelos profissionais e adequadas para uso específico a cada paciente em particular.

Veja também na Amazon:

Na hora H Pediatria 500 organogramas médicos

Na hora H Pediatria 1000 organogramas

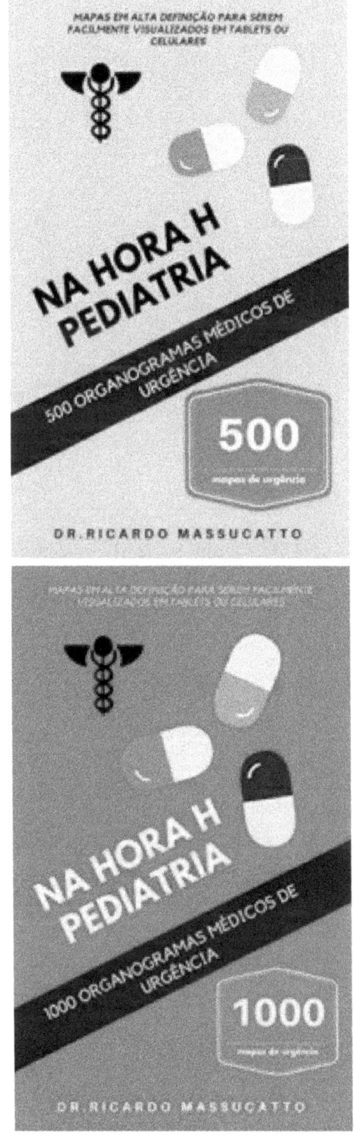
NA HORA H
PEDIATRIA
500 ORGANOGRAMAS MÉDICOS DE URGÊNCIA
500
DR.RICARDO MASSUCATTO
NA HORA H
PEDIATRIA
1000 ORGANOGRAMAS MÉDICOS DE URGÊNCIA
1000
DR.RICARDO MASSUCATTO

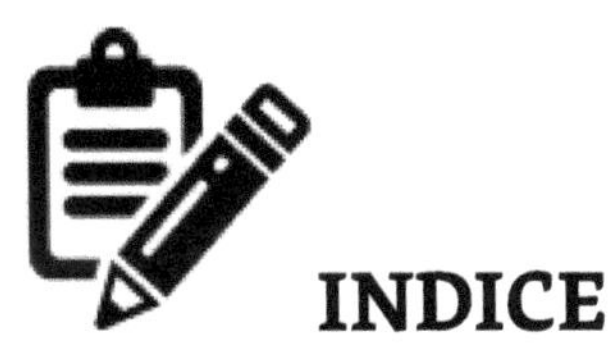

INDICE

Conteúdo

LASIX
MORFINA
NaCl 3%
NALOXONA EV
NOREPINEFRINA
PROPANO LOL
RANITIDINA
SORO FISIOLÓGICO

PROCEDIMENTOS

ALCALINIZAÇÃO URINA
ACESSO INTRA ÓSSEO
CARDIOVERSÂO
DESFIBRILAÇ ÃO
DIURESE FORÇADA
DRENAGEM FECHADA
ELETRO CARDIOGRAMA
ENTUBAÇÃO CÂNULAS
ENTUBAÇÃO SEQUÊNCIA RÁPIDA
LAVAGEM GÁSTRICA
MASSAGEM CARDÍACA
PNEUMOTÓRAX
PUNÇÃO PLEURAL
PUNÇÃO PLEURAL II
PUNÇÃO SUPRAVESICAL
PUNÇÃO LIQUÓRICA
SONDA NASOGÁSTRICA
SUTURA

HIPOTENSÃO
GLASGOW

DOENÇAS AMBULATORIAIS

AMIGDALITE PURULENTA
AMIGDALITE NAO PURULENTA (hiperemia / congestao)
ALERGIA HIXIZINE
BALANOPOSTITE
BICHO GEOGRAFICO
BRONCOPNEUMONIAS
BRONCOPNEUMONIA
BRONQUITE / BRONQUIOLITE
CALAZIO
CELULITE
CONJUNTIVITE
CONVULSÃO
CONVULSÃO RN
CHOQUE ANAFILÁTICO
DERMATITE DE FRALDA
DERMATITE ATOPICA
DOR ESTOMAGO GASTRITE
DIABETES PEDIATRIA
DIABETES CETOACIDOSE
DOR ABDOMINAL CÓLICAS
DIARREIA
ESCABIOSE
ESTROFULO

FEBRE
GENGIVOESTOMATITE
HIDANTAL
HIPONATREMIA
HIPONATREMIA
HIPONATREMIA CORREÇÃO
IMPETIGO
INFECÇÃO URINÁRIA
IVAS COM INFECÇÃO SECUNDÁRIA
IVAS CRIANÇAS MAIORES
LARINGITE AGUDA
MICOSE PELE
MICOSE DE UNHA
MOLUSCO CONTAGIOSO
MONILIASE ORAL / GENITAL
OBSTIPAÇÃO
OTITE SUPURADA
OTITE EXTERNA
PEDICULOSE
REFLUXO
RINITE ALÉRGICA
SEDAÇÃO MIDAZOLAN
SÍNDROME MÃO PÉ BOCA
SINUSITE
TORCICOLO
TOSSE PRODUTIVA
TRAUMAS
TRANSFUSÃO ANEMIA SINTOMÁTICA
URTICARIA

VARICELA
VERMINOSE
VERRUGA PLANTAR (OLHO DE PEIXE)
VÔMITOS
VÔMITOS MED
VULVOVAGINITE

MEDICAMENTOS COMUNS

SOLUÇÃO PADRÃO DROGAS

ELETRÓLITOS
KCL 19,1%
GLUCONATO DE CALCIO 10%
SULFATO DE MAGNÉSIO

MEDICAMENTOD DE EMERGÊNCIA
AMINOFILINA
AMPLICTIL CLORPROMAZINA
ATROPINA
BICARBONATO DE SÓDIO
CAPTOPRIL CP 12,5 25 E 100
CLORETO DE CÁLCIO 10 %
DEMEROL DOLANTINA= MEPERIDINA
DIAZEPAM
DRAMIN
FENOBARBITAL

FLEBOCORTID HIDROCORTISONA
FLEBOCORTIDE CONTÍNUO
GLUCAGON 1 MG
HIDRALAZINA
HIDRATO DE CLORAL
IPECA XAROPE
LASIX FUROSEMIDA
LIDOCAINA
MORFINA 10MG/ML
NARCAN
NIFEDIPINA ADALAT
PLASIL METOCLOPRAMINA
PROPANOLOL 1MG/ML

SINAIS DE ALERTA EM PEDIATRIA

MEDICAMENTOS MAIS USADOS

MEDICAMENTO MAIS USADOS EM PEDIATRIA AMBULATORIAL

AAS= acido acetil salicílico
AEROFLUX
Agarol
Agasten = Fumarato de clemastina (anti histamínico)
ALBICON PO - Farmalab Ind. Quim. e Farm. S.A.
Allegra cp
Allegra infantil 30 mg cp

Aminofilina:
Amoxil BD400
AMBROXOL
ABSTEN-PLUS
ACALMEX A. D.
AEROFLUX
ALDACTONE = Espironolactona
Nome Comercial = ALDOMET
ALDROX GEL hidroxido de aluminio
ALERGO-FILINAL
AMOXACILINA
AMOXACILINA +CLAVULANATO DE POTÁSSIO
AMPICILINA
AZITROMICINA
AMICACINA
AMBROXOL
AMPLICTIL=CLORPROMAZINA
AMPLICTIL=CLORPROMAZINA
ASDRON=CETOTIFENO
BEPANTOL
BECLOSOL BECLOMETAZONA
BEROTEC=fenoterol
BESEDAN = citrato de butamirato
Bricanyl expectorante composto
BIOSTIN
BUSCOPAN=HIOSCINA
BRONDILAT PEDIÁTRICO=acebrofilina
CELESTAMINE= mal dextr.+betametasona

CELESTONE GOTAS
CEDILANIDE
CLENIL COMPOSITUM
CANDICORT
CARDALIN
CETOTIFENO
CLARVISOL "Oculum" - Labs. Frumtost –
CLAUDEMOR
CLAVULIN
CLENIL NASAL AQUOSO
CROMOLERG-A "OCULUM"
CEDRIN
CEDILANIDE
CEFIXIMA
CEFOPERAZONA
CEFOTAXIMA
CEFOXITINA
CEFPROZIL
CEFTAZIDIMA
CEFTRIAXONA
CEFUROXIMA
CLINDAMICINA
CLORANFENICOL
CLORIDRATO DE TETRACICLINA
Calcium sandoz
CETAPHIL
COMBIRON
CROMOLERG
CLAFORAN=cefotaxima

CLARICID=claritromicina
CLARITIN=LORATADINE
DESCON
DIGOXINA
DIMETAPP
DIPROSPAN
DOGMATIL
DRAMIN
DECADRON= Dexametasona
DOGMATIL gotas pediátricas
ENDOFOLIN= ácido fólico
DICLOXACILINA
DOXICICLINA
ERITROMICINA
ESPIRAMICINA
ESTREPTOMICINA
EXIT
FENERGAN XAROPE EXPECTORANTE
FENERGAN EXPECTORANTE
Nome Comercial =FLEBOCORTIDE
FENOTEROL
FOLIFER
FLUIMUCIL SOLUCAO NASAL
FONERGIN
FORTEN
GARDENAL=FENOBARBITAL
ampola=200 mg
GENTAMICINA
HELMIBEN - Biolab Searle

HIDROXIZINE
ILOSONE
JADIT- H
KALYAMON B12
KEFLEX
KLARICID=clariromicina
LASIX= furosemida
LINCOMICINA
LEUCOGEN=TIMOMODULINA
LUFTAL= Dimeticona
METAMPICILINA
MINOMAX
MIOCAMICINA
MICOSTATIN
MUCOLITIC
MUCOSSOLVAN
MURICALM
NARCAN
NEOZINE=levomepromazina
NIPRIDE
NORIPURUM
NOVAMIN= Amicacina
NUJOL
OILATUM
OTO XILODASE
OTO-BETNOVATE - Glaxo Wellcome S.A.
OTOCORT - Labs. Gemballa Ltda.
OTODOL - Farmion Lab. Bras. de Farmac. Ltda

OTOSPORIN - Glaxo Wellcome S.A.
OXCORD - Laboratorios Biosintetica Ltda.
PANOTIL - Zambon Labs. Farms. S.A.
PROTOVIT
PREDNISONA
MUNOLAN
NIDEX= Dextrino Maltose
NIZORAL=cetoconazol
OCERAL
OXACILINA
PASALIX
PEDIALYTE
PEN-VE-ORAL
PASALIX
PLASIL=METOCLOPRAMIDA
REVIVAN
RINO-LASTIN
RINOFLUIMUCIL - Zambon Labs. Farms. S.A.
ROCEFIN=ceftriaxona
ROTRAM= Roxitromicina
SECNIDAL=Secnidazol
SINUTAB
SYNTOCINON SPRAY - Sandoz S.A.
TANDRILAX
ZENTEL=ALBENDAZOL
VITAMINA A
VITAMINA B12 coenzima
WINTOMYLON=ácido nalidíxico

MEDICAMENTOS DE EMERGÊNCIA

ADRENALINA

0,01 MG/KG SBP.

EV- ET – IO

IM- coxa anafilaxia

ADRENALINA INFUSÃO CONTÍNUA

EV
0,1 A 1 uG/kg
0,6 ml/100 SG
ML/HORA= PESO
EX: 10 KG= 10 ML/HORA

AMIODARONA

EV

5 MG/KG
EM BOLO SEM DILUIR

FRIB VENTRICULAR TAQ VENT S/ PULSO
SÓ RITMOS CHOCÁVEOS
5MG/KG/DOSE
Sem diluir em bolo rápido. A seguir 5 a 10 ml de SF

BENADRYL
1- 2 mg/kg
máxini 59 mg
Ev lento
Anafilaxia associado a DIFENIDRAMIN A

BEROTEC FENOTEROL
1 GOTA/3 KG
MÁXIMO 10G

BICARBONATO EMPIRICO
1 mEq/K
Diluir 1:1 ou 1:4 SG5% ou Agua Bi destilada.

CARVEDILOL
0,1 A 0,2 MG/Kg/dia
ICC

CARVÃO ATIVADO

Dar com água 5 a 10x dose tóxico
Dose desconhecida 1G/Kg
Dose máxima 50 gramas

CETAMINA

Pico em 1 minuto
0,1 a 1 mg/kg EV
Sedação com amnésia e analgesia

DIAZEPAN EV

Diazepan 0,2 mg/kg Adulto 10 -20 mg(apnéia)
lento EV
Convulsão Intoxicação com convulsão.

DIGOXINA

elixir ped 50 uG/ml
PESO/10
8 KG= 0,8 ML de 12/12 horas manutenção

DIPIRONA

EV= 15 mg/kg/dose
0,03 ml/kg/dose (das ampolas de 500 mg/ml)
0,03 ml/kg/dose

DOBUTAM INA

PA ADEQUAD A E FC JÁ ELEVADA
ICC

DOPAMINA

Revivan = 1 ml em 100 ml
1 gota/kg/minuto
EV IO
2 A 40 uG/kg/min
PESO X 1,2
QSP -100 ml
5 Ugotas /minute =5uG/kg/min
INDICAÇÃO =PA BAIXA FC NORMAL

GLUCONATO CALCIO 10%

1 ml/10 kg até 1 ml/kg
Veia central IC bem lento Dose mínima
0,5 ml
ASSISTOLIA

GLUCAGON

20 a 30 mcg/kg EV em 5 =minutos
Máximo 1mg/dose
Hiupotensão por betabloqueadores

HIDROCORTISONA

50 MG/kg EV Se necessário repetir após 30 minutos
COND, CIRCULATÓRIAS INSTAVEIS

KETALAR

Frasco 10 ml 50mg/ml
BOLO EV 0,5 A 1 MG/KG
Sedação potente sem depressão respiratoria.
Intubação
Infusão Sn 1 a 2,5 MG/kg/hora

LASIX

20 mg/2 ml
EV VO 1 a 4 mg/kg/dia div 2 doses
Nas emergências usa-se o Furosemida na dose de 1 a 2 mg/kg/dose IV ou IM (início em 5 a 9 minutos , pico em, 30 a 45 minutos e duração 2 horas. A DOSE pode ser repetida a cada 2 a 4 horas até o

efeito desejado

METILPREDINISOLONA
1 a 4 mg/kg/dia
A cada 4 ou 6 horas
ANAFILAXIA

MORFINA

Dimorf 1mg/ml
EV SC IO VO
PESO X 0,1
FAZER EV
sn completar 3ml de água destilada.
EV - efeito maximo 20 minutos
0,05 a 0,15mg/kg/dose
0,3 a 0,5 mg/kg/dose VO
Analgesia Sedação

NaCl 3%

SF 89 ML

Na Cl 20%. 11 ml

1000 ml eleva 8mEq

Fazer regra de 3

Corrigir em 24 horas e se sintomático

Ninf= Na des- Na enc) x 0,6 x Peso

NALOXONA EV

0,1 MG/kg

Máximo 2 mg

Intoxicação Opiácios,

NOREPINEFRINA

0,05 a 2 mcg/kg/minuto

ANAFILAXIA PA BAIXA apesar da epinefrina

PROPANO LOL

1 a 2 MG/kg/dia

ICC X

RANITIDINA

1 a 2 mg/kg EV

Infundir 10 a 15 minutos

Anafilaxia associado a difenidramina H1

SORO FISIOLÓGICO

EV

10 A 20 ML/KG

PROCEDIMENTOS

ALCALINIZAÇÃO URINA

SG5% SF 1:1
Bic 8,4 % 20 a 40 meq/L
Acrescentar:10 a 20 mEq/L de potássio a solução
Intoxicações Fenobarbital Salicilatos Metotrexate

ACESSO INTRA ÓSSEO

Pode infundir qualquer medicamento
Tibia 1 a 2 cm abaixo da tuberosidade
Tem mandril para impedir a agulha de lesar fibras ósseas

CARDIOVERSÂO

1 J/KG PESO X 1

DESFIBRILAÇ ÃO

2 J/K PESO X 2
OR - Bifásico melhor 2J/KG 1
choque <1ANO -10 KG pás ped
> 1 ano >10 Kg adulto
Segundo choque 4/J/kg
Terceiro 4 a 10
RITMOS CHOCÁVEIS
FIBRILAÇÃ O VENTRICUL AR
TAQUICARDI A VENTRICULA SEM PULSO
Afogados agua fia= podem ter fibrilação ventricular

DIURESE FORÇADA

Diurese forçada= 2 a 4mk/kg/hora SG / Fisio isoto- nia + K 5 a 8mEq/L
Tóxicos com eliminação renal
Furosemida 20 mg/adultos
0,5 mg/kg crian- ças 4/4 horas,
Indicado: Fenobarbital Salicilatos Anfetamima

DRENAGEM FECHADA

5 6 ESPAÇO
LINHA AXILAR MÉDIA OU ANTERIOR

5 6 ESPAÇO AXILAR MÉDIA

ELETRO CARDIOGRAMA

LADO DO CORAÇÃO
ESQUERDO= VERDE EM CIMA AMARELO EM BAIXO
LADO DIREITO VERMELHO EM CIMA PRETO EM BAIXO

ENTUBAÇÃO CÂNULAS

SEM CUFF (Idade em anos/4) + 4 = mm DI

ENTUBAÇÃO Comprimento – lóbulo da orelha a base do nariz
Hoje a preferncia com cuff geralmente nem precisa insuflar só ele apreta.
Calibre escala francesa = idade +18 Diametro= idade/4 + 4,5
Em criança geralmente não usa fio guia.
Lamina reta até 6 anos.

ENTUBAÇÃO SEQUÊNCIA RÁPIDA

01- Monitorizar – cardiológico oxímertro de pulso
02- Pré oxigenação 2 a 5 minutos com máscara
03- Atropina 0,02 mg/kg máximo 0,5 mg mínimo 0,1 mg
04-Succinilcolina desfascilulante- 0,2 mg/kg
05- TCE lidocaína 1 a 1,5 mg/kg
06- Midazolan 0,1 a 0,4 mg/kg máximo 4 mg
06- Succinilcolina 1 a 2 mg/kg <10k maior 10 kg 1 a 1,5 mg/kg

01- Monitorizar – cardiológico oxímertro de pulso
02- Pré oxigenação 2 a 5 minutos com máscara
03- Atropina 0,02 mg/kg máximo 0,5 mg mí-

nimo 0,1 mg
04-Roncurônia desfascilulante- 0,1 mg/kg
05- TCE lidocaína 1 a 1,5 mg/kg
06- Midazolan 0,1 a 0,4 mg/kg máximo 4 mg
06- Roncurônio 0,9 a 1,2 mg/kg

LAVAGEM GÁSTRICA

SF 5 a 10 ml/kg Max=200 ml
Máximo 200 ml
SF-fisilogico 5 a 10 ml/kg
Cuidado em Sonolenta Comatosa Convulsão
Contra indicado < 1 ano
INDICADO:
Hidrocarbonetos- Derivados petó- leo
Acido Álcalis Estricnina Cânfora

MASSAGEM CARDÍACA

100/MIN
30:2 1 soc
15:2 2 soc
INTUBADA COMP 100
VENT-8 A 10 VENT, MINUTO
Não tem mais a associação entre uma e outra

PNEUMOTÓRAX

Pode usar intracth 2 espaço intercostal

linha hemiclavicular

PUNÇÃO PLEURAL

AGULHAS 15X5 40X10
SERINGA
Anestesia até a pleura parietal
Rente a borda superior da costela inferior
parte de cima da costela.
Retira mandril adapta seringa
Local no ponto maior macicez

PUNÇÃO PLEURAL II

01- POSIÇÃO SENTADA LEVEMENTE INCLINADA FRENTE IMOBILIZADA COM BRAÇO ELEVADO
02- LOCAL MAIOR MACICEZ PREFERENCIALMENTE
ENTRE AS LINHAS AXILARES ANTERIOR E POSTERIOR
ATRAVÉS ESPAÇO INTERCOSTAL
ABAIXO ANGULO INFERIOR DA OMOPLATA
RENTE A BORDA SUPERIOR DA COSTELA INFERIOR
02-PERPENDICULARMENTE INTRODUZIR AGULHA ATÉ ATINGIR A
CAVIDADE PLEURAL E MANDRIL
RETIRA MANDRIL ADAPTA-SE A SERINGA
RETIRADA MATERIAL SECREÇÃO OU AR

NÃO CONSEGUINDO MATERIAL COLOCAR AGULHA TUBO
ESTÉRIL PARA CULTURA.

COLHEITA DE MATERIAL PARA:
BACTERIOSCOPIA
BIOQUÍMICA E CULTURA

EVENTUALMENTE PASSAGEM INTRACATH COM DRENAGEM SELADA.

PUNÇÃO SUPRAVESICAL

MATERIAL
SERINGA 20 ML
1 AGULHA 40X8 PARA LACTENTES
1 AGULHA 60X8 CRIANÇAS MAIORES
ÁLCOOL IODADO

01- CERTIFICAR-SE QUE A BEXIGA ESTÁ CHEIA-ESPERAR 1 HORA SEM URINAR
02- POSIÇÕES DE RÃ
03-ASSPSIA
04- LOCAL 1 A 2 CM ACIMA DA SÍNFESE PÚBICA NA LINHA
QUE UNE A SÍNFESE PÚBICA A CICATRIZ UMBILICAL
05- INTRODUZIR A AGULHA MONTADA NA SERINGA
PERPENDICULARMENTE A PELE.
06- ATRAVESSADA A PELE DIRIGIR A AGULHA PARA O FUNDO DA BEXIGA

(A SERINGA DEVE FAZER UM ÂNGULO DE 30 GRAUS EM RELAÇÃO
AO PLANO DO CORPO.

É SIMPLES SEGURA HEMATÚRIA E PERFURAÇÃO ALÇAS INTESTINAIS
SÃO PRATICAMENTE INEXISTENTES

PUNÇÃO LIQUÓRICA

Liquor
Agulhas:
< 5 anos 40x7 40x8
> 5 anos 80x8 100x10

ASSEPSIA
USO LUVAS ESTERELIZADAS.

DECÚBITO LATERAL
FLEXÃO FORÇADA DA CABEÇA(PODE SER DISPENSADO
PELO DESCONFORTO OU PARCIAL.
MEMBROS INFERIORES FLEXÃO MÁXIMA
LINHA REFERÊNCIA PONTO MAIS ALTO CRISTAS ILÍACAS
ENTRE L2 A L4
INTRODUÇÃO PERPENDICULAR AO CORPO
LEVEMENTE INCLINADA CRANIO CEFÁLICO
BISEL DA AGULHA MANTIDO PARA CIMA
ESPAÇO NA CRIANÇA VARIA DE 1 A 4 CM
RETIRAR O MANDRIL

REPOSIÇÃO RECOLOCAR MANDRIL

NÃO SE CONSEGUE PEGA OSSO
RETIRAR AGULHA ATÉ A PELE
DOBRAR MAIS OS MEMBROS
INCLINAR MAIS.

SONDA NASOGÁSTRICA

RN E PREMATUROS SONDA POLIETILENO NUMERO 6
LACTENTES SONDA NELATON 8 A 12
CRIANÇAS MAIORES SONDA LEVINE 10 A 16

INTRODUZIR UMEDECIDA OU LUBRIFICADA
INJETAR AR E AUSCULTAR CERTIFICAR ESTÁ NO ESTÔMAGO

LAVAGEM GÁSTRICA USAR SERINGA DE 20 ML

GAVAGEM
SONDAS POLIETILENO E MATERIAIS MENOS IRRITANTES PODEM SER MANTIDAS ATÉ 72 HORAS
SONDAS DE BORRACHA RETIRADS APÓS CADA REFEIÇÃO.

SUTURA

LIDOCAÍNA sem vasoconstritor
Anestésico local
Dose máxima=5mg
Lavar SF limpar residuos- PVPI ou clorexidine 2%
Para suturas ferimentosm e sutura.

FIOS DE SUTURA
MONONYLON
Face 6.0
Tronco e membros 5.0
4.0 couro cabeludo

TRAQUEOSTOMIA

Diâmetro tra- queal presumido- base 3 fa- lange do dedo mínimo do paciente
Rn = 00 ou 1
1 a 12 m= 0 ou 1
1 a 3 anos= 2
3 a 6 anos = 3
6 a 12 a = 4
acima de 12 = 5 6 7
Mat anestésico novocaína ou xilocaina

EMERGÊNCIAS

AFOGAMENTO

Trauma coluna? Limpar boca
Se vômitos dec lateral
Compressão toráxica ajuda eliminar corpo estranho
>8anos hipotermia arritmia. Fibrilação ventricular.(possivel)

SF 20 ml/kg ev rápido
Oxigênio mascara entubação Correção acidose só depois de corrigir a volemia.
BE x Peso x 0,3 = mEq bicarbonato
sn repetir 1 a 2 horas
Dexametasoma 2 a 4 mg depois 1 a 2 de 6/6 horas.
Edema cerebral **em não recuperados**

ANEMIA FALCIFORME CRISE OCLUSIVA

Crise vásculo OCLUSIVA

SG 5% 1000
Nacl 20% 7.5 ml
Bicarbonato sodio 3% 50 ml
3ml/kg/h = 1gota/kg/minuto

AGITAÇÃO PSICOMOTORA

Valium 1 mg/kg IM
Amplictil 0,5 a 1 mg/kg IM
Valium ampola 10mg
Amplictil 1 amp=5ml=5mg
Fenergan ampola 25 mg
Fenergan 1mg/kg
AGITAÇÃO MODERADA CLORPROMAZIN AMPLICTIL NEOZINE

CARVÃO ATIVADO

Dar com água 5 a 10x dose tóxico
Dose desconhecida 1G/Kg
Dose máxima 50 gramas

CÓLICAS ABDOMINAIS ASCARIS

SNG Sulfato de atropina 0,01mg/kg/dose jejum
Piperazina vo sng 50mg/kg/dose

COMA INTOXICADOS

Se não deglute Sem reflexo tosse – INTUBAÇÃO e VENTILAÇÃO
OPIÁCIOS= muito coma suspeita: **Naloxona** 0,1 ml/kg máximo 2 ml EV
SEM GLICE- MIA= COMA= **2ml/Kg SG10%**

CETOACIDOSE

1 HORA
Sf 20 ml/kg 6 gts/kg/min
Ph <7 bicarbonato
<10mEq substituir ½ SF por bicarb sódio 1,5 %

Insulina Cristalina 0,1 U /kg EV direto a seguir Inf contínua 0,1 UK hora controlar velocidade com a glicemia
Se choque 40 ml/kg/hora
Glicemia **180** passar insulina SC profunda 0,25 U/kg
1 h= sf
2 h= sf + sg ½
3 h = sf + sg + kcl

KCL= 19,1%
1,5 ML/100 ML SOLUÇÃO

CHOQUE ELÉTRICO

Hidratação alcalinização precoce
Trat local queimadura
Fibrilação Ventricular- desfibrilar
Ventilar
Evitar adrenalina- fibrilação Massagem
Agua bicarbonatada 100 ml= 1 colher de cha para 300 de água a cada meia

CRISE HIPERTENSIVA

Reserpina 0,07 mg/kg máximo 2,5 mg IM
inicio ação 1,5 a 2h dura 2 12 h
Serpasol 1amp=1ml-1mg

NITROPRUSSIATO DE SÓDIO

NIPRIDE- 1AMPOLA 50 MG
em 1L sg 5% 5mg/ml gota a gota com proteção luz
1 (UMA) microgota/kg/minuto = 0,4 gota/minuto ou 1gota/2,5 KG/minuto
Vai até 8microg/kg/minuto.

DISMINORRÉIA

Ponstan cp 500 mg 1 cp 6/6 8/8 Profenid cp Im sup 100 mg
ou Motrin 400 1 cp 8/8

ESCORPIÃO PICADA

SORO = Só se sintomatologia intensa que indica gravidade. 4 a 6 ampolas ev

TESTE

1 gota olho obs verm 5 minutos/ 0,1 intra dermico observar papula

Desensibilização:

0,5 ml 1 ml 5 ml 10 ml
Intervalos de 15 minutos

HIPOGLICEMIA

DEXTROSTIX
RM <20 mg%
Rn 72 h <30
Crianças <40 mg%
Sg25% EV 2ml/kg Vel= 1 ml/minuto
Graves –Glucagon 1 mg IM
SINTOMAS Confusão mental palpitação alucinações diplopia cefaléia
Náuseas vertigem palidez ansiedade parestesias

INTOXICAÇÕES-

Medidas gerais

Coma cianose hipóxia entubar, Convulsão >> oxigenação Glicose 1ml/kg a 10%

Diazepan 0,2 mg/kg Adulto 10 -20 mg(apnéia) lento +V

Exames: Hemograma Coagulograma Ionogram Uréia Creatinina Cálcio Possível= Gasometria Eletrocardiograma.

Exame toxicológico

Diurese forçada= 2 a 4mk/kg/hora

SG / Fisio isotônico + K 5 a 8 mEq/L

Importante Destrostix Oximetria

SEM GLICEMIA= COMA=2ml/Kg SG10%

INTOXICAÇÕES SÍNDROMES:

Síndrome Anticolinérgica

Taquicardia Hipertensão Hipertermia Midríase

Sede Pele quente Vermelha e Seca

Peristaltismo aumentado

AGENTES CAUSAIS:

Atropina Antidepressivos tricíclicos Be-

ladona Cogumelos
Anti histamínicos Erva do diabo

SÍNDROME COLINÉRGICA

Bradicardia Miose Sudorese Broncorréia Lacrimejamento Diarréia Salivação Rinorréia Inc Urinária
Fasciculação
Sinais nicotínicos: Hipertensão Taquicardia Agitação Ansiedade
AGENTES Organofosforados Carbamatos Nicotina Fisiostigmina Cogumelos

SÍNDROME SIMPATICOMIMÉTICA

Hipertensão Taquicardia Bradicardia Bloquei AV Midríase Hipernatremia Agitação Sudorese Tremores Convulsão Ansiedade Boca seca
AGENTES **Cocaína** Anfetamina Pseudoefedrina Fenilpropanolamina

SÍNDROME SIMPATOLÍTICA

Hipotensão Bradicardia Miose Hipotermia Letargia Apatia Coma
Hipoventilação Depressão SNC
AGENTES-= Opiácios Benzodiazepínicos Clonidina Alcoois

SÍNDROME BARBITURICA

Depressão respiratória Coma

Depressão miocárdica Hipotermia Vesículas cutâ neas
AGENTE FENOBARBITAL

QUEIMADURA OCULAR

LAVAR água soro ou ringer. tranho.
Retirar corpo estranho.
Colírio de fluresceina ajuda licalizar corpo estranho.
Epitesan
Col antibiótico
Dexametasona 0,1%
Predinisona 1%

QUEIMADURA

Meperidina= Dolantina de acirdo idade
¼ 1/3 ½ ampola
diluir 1 ml em 20 ml de soro fisiologico
aplicar ev até parar dor
Agitação= Diazepan Valiun 5 mg EV sn
2 4 6 horas.
HIDRATAÇÃO INICIAL 24 HORAS
VOL X PESO X% AREA QUEIMADA

VÔMITOS

DRAMIN 0,1 ml/2 kg IM EV
Vogalene 0,1 ml/4 kg
Amplictil 0,1 ml/kg IM
Dose máxima
Dramin 1 ml
Vogalene 1 ml
Amplictil 5 ml
Plasil = 1ampola=2ml=10 mg 0,5 a 1 mg/kg/dia im
PLASIL 1 ml= 5 mg 0,1 ml= 0,5 mg
Dose Prática 0,1ml/Kg/dia div 3 doses ate 0.2 ml/kg/dia div 3 doses
intoxicação metabólica infecção encefalopatia gravidez abd, agudo

TABELAS EM PEDIATRIA

FREQUENCIAS

FREQUENCIA	*RESPIRATÓRIA*	*FC*	*PA*
BEBE	30 A 60	85 A 205	<60
1 A 3 A	24 A 4	100 A 190	<70 + IDADE ANOS X 2
PRÉ ESCOLAR	22 A 34	60 A 140	<70 + IDADE ANOS X 2
ESCOLAR	18 A 30	60 140	<70 + IDADE ANOS X 2
ADOLESCENTE	12 A 16	60 A 100	<90

FREQUÊNCIA CARDÍACA

RN A 3 M	85 A 205
3M 2 ANOS	100 A 190
2 A 10	60 A 140
>10	60 A 100

HIPOTENSÃO

RN ATE 28 DIAS	<60
1 A 12 MESES	<70
2 A 10 ANOS	<70 + IDADE ANOS X 2
>10 ANOS	<90

GLASGOW

GLASGOW

ABERTURA OCULAR

ESCORE	RESPOSRTA	CRIANÇA
4	expontanea	expontãnea
3	chamada	chamada/ vest verbal
2	estimulo doloroso	a dor
1	ausente	ausente

RESPOSTA VERBAL

ESCORE	RESPOSTA	CRIANÇA
5	orientado	balbucio
4	confuso	choro irritado
3	palavras inap	choro a dor
2	sons inespeciicos	gemido a dor
1	ausente	ausente

RESPOSTA MOTORA

ESCORE	RESPOSTA	CRIANÇA
6	obedece comando	movim expontanea
5	localiza a dor	locliza retira toque
4	retirada inespecific	retira a dor
3	decorticação	decorticação
2-	decerebração	decerebração
1	ausente	ausente

DOENÇAS AMBULATORIAIS

AMIGDALITE PURULENTA

amoxacilina 250 mg
tomar   ml de 8/8 h por 10 dias

Nota 50mg/kg/dia pratica: peso ÷ 3 =   ml

amoxacilina 400 mg (amoxil 400 bd / sinot 400 / novocilin 400)
tomar xxxxx   ml de 12/12 h por 10 dias

Nota 40mg/kg/dia pratica: peso ÷ 4 =   ml

amoxacilina clavulanato 400 (clavulim 400 bd / novamox 400 2x /sinot clav 400/
sigma clav 400)
tomar   ml de 12/12 h por 10 dias
obs conservar em geladeira

Nota 40mg/kg/dia pratica: peso ÷ 4 =   ml

novalgina(dipirona)   /tylenol/pratium (para-

cetamo)/
alivium 100/
novalfem/doraliv (ibuprofeno)
tomar   gotas de 6/6h para febre maior 37,5 ou dor
se a febre persistir apos 3 h, intercalar com outro antitermico

Nota 1 gota /kg / dose

hexomedine 3 a 4 x ao dia na boca

cepacaina 3 a 4 x ao dia na boca

ALERGICOS A AMOXACILINA

Ceclor 250 mg
tomar   ml de 12/12 h por 10 dias

Nota 30mg/ kg / dia Pratica peso ÷ 3,5 =   ml de 12/12h

Ceclor 375 mg
tomar   ml de 12/12 h por 10 dias

Nota 30mg/ kg / dia Pratica peso ÷ 5 =   ml de 12/12h

Keflex 250 mg susp (cefalexina 250 mg)
tomar   ml de 6/6h por 10 dias

Nota dose peso ÷ 2 =   ml (infecçao grave)
peso ÷ 3 =   ml (infecçao leve)
maximo 2 g por dia

Keflex 500 mg cp (cefalexina 500 mg)
tomar 1 cp de 6/6 h por 10 dias

Klaricid 1ml/25 mg 125 mg
tomar ml de 12 / 12 h por dias

Klaricid 1 ml/50 mg 250 mg
tomar ml de 12/12 h por dias

Claritromicina 125 mg ou 250 mg
tomar ml de 12/12 h por dias

Nota dose para 125 mg peso x 0,3 = ml de 12/ 12 h
dose para 250 mg peso x 0,15 = ml de 12/12 h

Azitromicina (Astro / Azi / Zitromil / Zitromax
Todos 600 mg com 15 ml / 900 mg com 22,5 ml
1500 mg com 37,5 ml
Tomar ml 1 x ao dia durante 5 dias

Nota dose 10 mg / kg / dia 5ml = 200 mg
ex 20 kg 5ml 1 x ao dia por 3 dias (600) por 5 dias (900)
Maximo 500 mg por dia

Azitromicina (Astro / Azi / Zitromil / Zitromax
cp de 500 mg
Tomar 1 cp por dia durante 5 dias

AMIGDALITE NAO PURULENTA

(hiperemia / congestao)

Azitromicina (Astro / Azi / Zitromil / Zitromax)
Todos 600 mg com 15 ml / 900 mg com 22,5 ml
1500 mg com 37,5 ml
Tomar ml 1 x ao dia durante 5 dias

Nota dose 10 mg / kg / dia 5ml = 200 mg
ex 20 kg 5ml 1 x ao dia por 3 dias (600)
por 5 dias (900)
Maximo 500 mg por dia

Azitromicina (Astro / Azi / Zitromil / Zitromax)
cp de 500 mg
Tomar 1 cp por dia durante 5 dias

ALERGIA HIXIZINE

HIXIZINE...................................... 1 VIDRO
tomar ml de 6/6 horas .

DRENISON CREME..................... 1 TUBO
passar nas áreas afertadas de 12/12 horas.

HIXIZINE
Dose 1m//4 kg Peso/4 de 6/6n horas

BALANOPOSTITE

drenar apertando com gase

Diprogenta / verutex b

Introduzir o creme pelo bico do prepucio 2 x ao dia
Deixar o penis elevado em direçao ao abdomen.

BICHO GEOGRAFICO (larva migricans)

Thiabena pomada
Passar nas lesoes , friccionando, 3 x ao dia

pode associar

Thianben cp 500 mg
50mg / kg / dia ou 1 cp para cada 10 kg / dia
Tomar metade da dose 12 / 12 h por 2 dias.

BRONCOPNEUMONIAS

ETIOLOGIA :

0 – 1m Enterobacterias gram neg (E coli)
Streptococcus grupo A e B
Listeria

1m – 3 m Chlamydia trachomatis
Streptococcus pneumoniae
Pneumocystis carinii
ureaplasma / CMV / VSR
3m – 5 anos Streptococcus pneumoniae
Haemophilus influenzae
Staphylococcus aureus

5anos – 15 anos
Streptococcus pneumoniae
Mycoplasma pneumoniae
Chlamydia pneumoniae

TRATAMENTO AMBULATORIAL

2m – 5 anos
Amoxacilina 80 mg / kg / dia VO de 8/8 h ou 12/12 h
Amoxacilina + Clavulanato 80/ 90 mg / kg/ dia 8/8 ou 12/12 h
Cefuroxima (Zinnat 250 mg susp/ sache ou Zinnat cp 500 mg)
30 mg / kg / dia VO 12/12 h (adulto 500 mg 12/12h)
Penicilina procaina (Despacilina /Wycillin frasco 400.000 ui)
50.000 ui / kg / dia IM 1 x ao dia

> 5 anos
Igual acima ou pp na falha com amoxacilina :

--Claritromicina 15 mg / kg / dia VO 12/12 h
soluçao 125mg / 250 mg e cp de 500 mg
soluçao de 12/12 h e cp 500 1x ao dia por 10 / 14 dias
--Azitromicina 10 mg / kg / dia VO dose única diaria por
5 dias (???)
--Eritromicina 50 mg / kg / dia VO 6 / 6 h

TRATAMENTO HOSPITALAR

< 2 meses
1) Ampicilina 200 mg /kg / dia EV 6/6h + Amicacina 15mg/kg/ dia EV 12 /12 h

ou Gentamicina 7,5 mg/ kg / dia EV 8 / 8 h
2) Cefotaxima (Claforan) 200 mg / kg / dia EV 6/6 ou 8/8 h
ou Ceftriaxona (Rocefim / Triaxin) 100mg / kg/ dia EV 12 /12 h

2m - 5 anos
1) Penicilina Cristalina 200.000 ui / kg / dia EV 4 / 4 h ou 6 / 6 h
OU Ampicilina 200 mg / kg/ dia EV 6 / 6 h
2) Cefuroxima 100 / 150 mg /kg / dia EV 8 / 8 h
ou Ceftriaxona 100 ml / kg / dia EV 12/12 h
> 5 anos
1) Penicilina Cristalina 200.000 ui / kg / dia EV 4 / 4 h ou 6 / 6 h
OU Ampicilina 200 mg / kg/ dia EV 6 / 6 h

2) Cefuroxima 100 / 150 mg /kg / dia EV 8 / 8 h

OU Ceftriaxona 100 ml / kg / dia EV 12/12 h
+
Claritromicina 15 mg / kg /dia EV 12 / 12h

TRATAMENTO HOSPITALAR EMPIRICO INICIAL

< 1m
1a opção) Ampicilina + Gentamicina
OU Ampicilina + Ceftriaxona
Se Chlamydia trachomatis : Eritromicina VO OU Claritromicina EV

1m – 2m
1a opção) Penicilina Cristalina OU Ampicilina

3m – 5 anos
1a opção) Penicilina Cristalina
CASOS GRAVES : Clindamicina (Dalacin) ou Oxacilina 200mg/kg
dia EV 6 /6 h
+
Ceftriaxona

> 5 anos
1a opção) Penicilina Cristalina OU Eritromicina OU Claritromicina
CASOS GRAVES : Clindamicina (Dalacin) ou Oxacilina 200mg/kg
dia EV 6 /6 h
+
Ceftriaxona

OBS DERRAME PLEURAL DEPENDENDO DO TAMANHO PUNCIONAR / DRENAR
TRATAR O AGENTE MAIS FREQUENTE STREPTOCOCCUS PNEMONIAE :
OXA + CEFTRIAXONA

BRONCOPNEUMONIA MEDICAMENTOS

Amoxacilina 250 mg
Tomar ml de 8/8 h por 10 dias

Nota Amoxacilina 80 a 90 mg/ kg / dia
pratica [(peso ÷ 3) x2] = ml

amoxacilina 400 mg (amoxil 400 bd / sinot 400 / novocilin 400)
tomar ml de 12/12 h por 10 dias

Nota 80mg/kg/dia pratica: peso ÷ 2 = ml
Maximo 1800 / 2200 mg / dia
Clavulim ES 600 mg
tomar ml de 8/8 h ou 12/12 h durante 10 dias

Nota 80mg a 90 mg /kg/dia pratica: peso ÷ 3 = ml de 8/8h
Maximo 3200 mg / di a

Fluimucil xp ped
tomar ml 3 x ao dia por 7 dias

Nota 2 a a 7 a 5 ml 7 a a 12 a 7,5 maior 12 a 10 ml ou xp adulto

Fluimucil xp adulto
tomar 5,0 ml 3x ao dia por 7 dias

inalaçao com soro fisiologico 5 ml 4 a 6 x ao dia

novalgina(dipirona)   /tylenol/pratium
(paracetamo)/
alivium 100/
novalfem/doraliv (ibuprofeno)
tomar   gotas de 6/6h para febre maior 37,5 OU
DOR
se a febre persistir apos 3 h, intercalar com outro
antitermico

BRONQUITE / BRONQUIOLITE

Prednisolona (predsim / prelone)
tomar ml de manha e a noite por 7 dias

Nota dose peso ÷ 3 = ml (1 mg / kg / dia)

Predsim / prelone gt
tomar gt de manha e a noite por 7 dias

Nota dose peso x 2 = gt (1 mg / kg / dia)

Aerolim spray com espaçador
Aplicar 3 4 5 puff de cada vez de 4/4h ou 6/6h ate melhorar

OBS no intervalo do aerolim fazer inalaçao com SF 5ml

Inalaçao com sf 5ml
berotec gts
atrovent gts
de 4/4h ou 6/6h ate melhorar

OBS no intervalo do aerolim fazer inalaçao com SF 5ml

Filinar xp ped / Brondilat / acebrofilina
tomar ml manha e a noite por 7 dias

Nota dose peso ÷ 4 = ml

NO PA :

Predsim 2 mg / kg /dia max 60 mg

Pratica peso ÷ 3 = ml VO

OU

Solumedrol 1 mg / kg / dose via IM

Aerolim spray 3 a 5 jatos , de cada vez , com espaçador , por 1 a 3 x , com intervalo
de 20 a 30 min entre as aplicaçoes...OBS 1 aplicaçao de 3 jatos (coloca o espaçador,
aperta um puff , respira-se 8 a 10 vezes ...novo puff ,respira -se 8 a 10 vezes....novo
puff respira – se 8 a 10 vezes)

ou

Inalaçao com sf 5ml
berotec gts
atrovent gts

Ver saturaçao antes e após as inalaçoes

Se saturaçao for menor que 92% manter com 02 e aerolim de h/h nas primeiras 4 h
Se não melhorar :
Sulfato de magnesio 10 % (frasco de 10 ml = 100 mg / ml)
dose de 50 mg / kg / dose . Diluir em 50 ml de SG 5% e infundir em 20 min
pode repetir cada 4 h por 3 x

Bricanyl frasco 1ml = 0,5 mg = 500 mcg dose : 0,2 a 0,4 mcg /kg/ min em BI
pratica : peso x 0,2 x 1440 min x 2 = ml ÷ 1000 = ml
completar com SG5% num total de 48 ml....in-

fundir em BI 2 ml / h para
24 hs (bricanyl deve ser monitorado)

CALAZIO

1) Lavar palpebras com shampoo jonhson 2 x ao dia
2) Nepodex pomada oftamica 3x ao dia
3) Lacri film colirio 1 gota no olho 4 x ao dia

CANULA

IDADE ANOS/4 + 4 SEM CUFF

IDADE ANOS/4 + 3,5 COM CUFF

PROFUNDIDADE 3 XXX O DIÃMETRO

CELULITE

Keflex 250 mg susp (cefalexina 250 mg)
tomar ml de 6/6h por 10 dias

Nota dose peso ÷ 2 = ml (infecçao grave)
peso ÷ 3= ml (infecçao leve)
maximo 2 g por dia

Keflex 500 mg cp (cefalexina 500 mg)
tomar 1 cp de 6/6 h por 10 dias

Permanganato de Potassio 0,1g
Diluir 1 cp/env em 4 litros de agua e fazer compressa fria (ou banho) por 20 min
4 vezes ao dia

Profenid gt
tomar gt de 8/8 h por dias

Nota dose 1 gota / kg

CONJUNTIVITE

Tobrex colirio
pingar 1 a 2 gt no olho inflamado de 4/4h por 2 dias e de 6/6h por 5 dias

Tobradex colirio
pingar 1 a 2 gt no olho inflamado de 4/4h por 2 dias e de 6/6h por 5 dias

Biamotil colirio
pingar 1 a 2 gt no olho inflamado de 4/4h por 2 dias e de 6/6h por 5 dias

Biamotil d colirio
pingar 1 a 2 gt no olho inflamado de 4/4h por 2 dias e de 6/6h por 5 dias

Maxitrol col/pomada oftalmica
Pingar 1 a 2 gt no olho inflamado 4x ao dia por 7 dias (pomada a noite)

Fresh tears colirio / lacrima /ecofilms/ trisorb colirio
pingar 2 gt no olho 3 x ao dia
compressas de agua filtrada ou soro fisiologico frio

Claril colirio
pingar 1 a 2 gt no olho irritado 2 x ao dia ate melhorar
compressas de agua filtrada ou soro fisiologico frio

Lavar com soro fisiologico ou agua filtrada

OBS lavar a mao com agua e sabonete,sempre que tocar o rosto ou olho /usar lenços de papel descartaveis/trocar fronha do travesseiro todo dia / nao encostar
o bico do colirio no olho

CONVULSÃO

ABC : vias aéreas / o2 / acesso venoso / oximetro pulso / pa
HISTORICO: febre ? / medicamentos ? / intoxicação ? / trauma ?

EXAMES : dextro sempre / hemograma pcr ions gaso s/n

MEDICAÇÃO: Diazepam 0,3 mg / kg EV maximo 10 mg OU
Midazolam 0,2 mg / kg IM /EV (0,4mg/kg intranasal, 0,6 mg/kg intraretal)
maximo 10 mg OU
Diazepam 0,5 mg /kg via retal Maximo 20 mg

Pode repetir após 5 min se necessário

SE PERSISTIR : Fenintoina 15 / 20 mg / kg EV em 20 min
SE PERSISTIR : Fenobarbital 15 / 20 mg / kg EV em 20 min
SE PERSITIR : IOT / UTI Midazolam repetir

CONVULSÃO RN

01- AQUECIMENTO
02-ASPIRAÇÃO VENTILAÇÃO SN
3- ACESSO VENOSO
4-DEXTROSTIX - GLICEMIA
5-HIPOGLICEMIA = GLICOSE 10% 2 ML/KG EV 5 A 10 MINUTOS
6-PREDISPOSIÇÃO HIPOCALCEMIA= GLUCONATO DE CÁLCIO 10%
DILUÍDO 1/2 ÁGUA DESTILADA 2 ML/KG/ EV LENTO
7- CONVULSAÕ PERSISTE CONDIÇÕES PREDISPONDO HIPOMAGNESEMIA:
SULFATO DE MAGNÉSIO A 50% 0,2 ML/KG IM
8- CONVULSÃO PIRIDOXINO DEPENDENTE ADERMINA 25 A 50 MG EV
9- CAUSAS ANTERIORES EXCLUÍDAS> ANTICONVULSIVANTES:
FENOBARBITAL SÓDICO A 20% PREPARADO FARM MANIP.
20MG/KG EV EM 10 MINUTOS
10-ALTERNATIVAS DIAZEPAN 0,5 A 0,7 MG/KG/ DOSE
A CADA 5 MINUTOA ATÉ DOSE M40MG/KG
11- ALTERANTIVA: HIDANTOÍNA 20MG/KG/EV EM 30 MINUTOS
INDICADO CASOS REBELDES A PRIMEIRA DROGA.

CHOQUE ANAFILÁTICO

01-ADRENALINA - FACE LATERAL DA COXA - melhor subcutâneo PESOx 0,010
02- DIMENIDRATO OU BENDRYLI

DIMENIDRATO= DRAMIN 0,1 ML/2K

BENADRYL = DIFENIDRIN AMPOLA 1 ML= 50 MG/ML

03- RANITIDINA
04- METILPREDINISOLONA- SOLUMEDROL AMPOLA 40 125 500 1000 MG 1 A 2 MG/KG

Adrenalina (preferencialmente IM, em vasto lateral da coxa (1:1000, na dose de 0.3 a 0.5 ml para adultos e 0.o1 ml/kg (10µg/kg) para crianças, no máximo 0.3ml de 15/15 min., até 3 vezes. -

Anti-histamínicos: manifestações clinica de menor gravidade, como urticária e angioedema. Preferência aos de primeira geração: - Dexclorfeniramina na dose de 0.08mg/kg - Prometazina na dose de 0.5 mg/kg, preferencialmente por via IM, tendo o cuidado para não aplicar em crianças, < 2 anos devido aos efeitos de depressão respiratória. -

Corticosteroídes: usado no choque prolongado, edema de glote, broncoespasmo refratário e reação anafilática protraída. Hidrocortisona: na dose de 5 -10 mg/kg ou a Metiprednisolona na dose de 1 – 2 mg/kg. - Broncodilatadores e oxigenoterapia (se necessário)

DERMATITE DE FRALDA

Lavar com sabonete neutro / cha de camomila

Bepantol / calendula baby /dersani baby /dermodex prevent / kamillosan
Passar ao trocar as fraldas. Cobrir com maizena se necessario

DERMATITE ATOPICA

Hixizine xp
tomar ml de 8/8h por dias

Nota dose peso ÷ 4 = ml

Hixizine cp
tomar 1 cp 8/8h por dias

Allegra ped xp
tomar ml de 12/12h por dias

Nota dose 1 a a 2 a 2,5 ml / 2 a a 7a 5,0 ml / 7 a a 12 a 7,5 ml
maior 12 a 10ml

Allegra cp 120 mg
tomar 1 cp uma vez ao dia por dias

Desloratadina (esalerg /desalex / sigmaliv)
tomar ml 1 x ao dia por dias

Nota dose 1 a a 2 a 2,0 ml / 2 a a 5 a 2,5

ml / 5a a 12 a 5,0 ml

Polaramine xp
tomar ml 3x ao dia por dias

Nota dose 2 a a 5 a 1,25 ml / 2 a a 12 a 2,5 ml / maior 12 anos 5 ml

Polaramine gt
tomar gt 3x ao dia por dias

Nota dose peso ÷ 2 = gt

Dieta restritiva : nao pode chocolate/peixes/ porco/ bayconzitos /
doces sucos artificiais/corantes /conservantes
amendoim / castanhas /frutas acidas/ morango

Elocom / Topison

Passar 1 x ao dia nas lesoes

ao melhorar: Elidel / Protopic 0,03 1 x ao dia 15 a 20 dias
ao melhorar :

MANTER COM : Fisiogel / cetaphil / stelatopia / lipikar baume / epidrat/hidrakids/ cetrilam
Passar 2 x ao dia no corpo
PREVENÇAO:
Banho rapido e morno/enxugar sem friccionar / roupas de algodao / evitar perfumes e talcos/ banho
com sabonete neutro (oilatum / surgras la

roche /cetrilam)

DOR ESTOMAGO GASTRITE

Soro fisiológico 250 ml / 500 ml ev
Ranitidina mg ev no equipo
Buscopam composto ml ev no equipo

Nota Ranitidina 1 mg / kg / dose 2x ao dia se necessario
Buscopam composto 5ml= 20mg 0,5mg /kg / dose 3 a 4 x dia
pratica : adulto e maior 40 kg = 1 ampola de 5ml
20 kg= 2,5 ml

Para casa

Omeprazol 20 mg / 40 mg
Tomar 1 cp pela manha durante dias

Dieta : Nao comer frituras / condimentos / café / refrigerantes /comida industrializadas
Pode comida caseira /legumes cozidos /, grelhados de carne

DIABETES PEDIATRIA

Tríade Clássica è poliuria + polidipsia + emagrecimento progressivo
Outros quadros è * apetite aumentado + emagrecimento ;
* quadro agudo de desidratação, choque e/ou

coma de instalação abrupta
* desidratação em lactente desproporcional ao quadro da diarreia e que não
corrige com as medidas terapêuticas habituais
O consumo inadequado de fluidos pode resultar em:
desidratação è pele seca ; membranas mucosas ressecadas ; aparencia de olhos afundados. ; fontanelas afundadas (fontanela protuberante) em bebes ; baixa temperatura corporal ; frequencia
cardiaca acelerada ; perda de peso ;
desequilíbrio de eletrólitos : fadiga, letargia ; dor de cabeca ; irritabilidade ; dores musculares
Cetoacidose Diabética è nauseas e vomitos incoerciveis + dor abdominal com defesa
abdominal + febre + aumento da poliuria è desidratação e/ou choque ; Fome de ar + halito
cetonico + modificacao do comportamento , obnubilacao mental ate o coma.
Coma Hiperosmolar è raro na infancia. Quadro agudo com febre + anorexia + vomitos e estupor progressivo è coma em 48 horas.
Caracteriza -se por : hiperglicemia acentuada + desidratacao + hipernatremia severa sem cetose

DIABETES CETOACIDOSE

1) Hidrataçao :
Soro de Reparaçao SF 0,9 % 60 ml / kg / em 1

h (maximo 1200 ml)
Considerar desidrataçao de 1 ll lll grau (5% / 7,5% / 10%)
Continuidade soro de manutençao : SF 0,9% 100 ml / kg / dia
mais perdas .
Quando glicemia menor igual 250 iniciar soro manutençao ao meio
glicofisiologico 100 ml / kg / dia mais perdas

2) Insulinoterapia : 2 vias

A) EV em paralelo com soro de reparaçao

SF 0,9% = 100 ml
insulina = 20 u CADA 1U = 5 ML DO SORO

Em BI 0,1 u / kg / h ate glicemia maior ou igual 250 mg/dl

Ex : 40 kg da 4 u / kg / h ou seja 20ml do soro / hora
BI

Em Bi 0,05 u / kg / h se glicemia menor ou igual 250 mg/dl

Ex : 40 kg da 2 u / kg / h ou seja 10 ml do soro / hora
BI
Trocar a soluçao acima a cada 6 h

OBS : pela via EV , logo após a expansao (reparaçao) inicial, dar dose de ataque em

bolo ev 0,1 u/ kg
Monitorar glicemia e cetonuria cada 2 h.
Apos negativaçao da cetonuria dar Insulina simples (regular) 0,1u / kg via
IM ou SC a cada 4 h NOTA: A primeira dose deve ser aplicada 30 min antes
da suspensao da infusao continua de BI

B) IM

Logo após a expansao inicial dar dose de ataque de 0,2 u / kg via IM
(maximo de 10 u)
Controle de glicemia cetonuria cada 2 h
Cada 2 h insulina regular 0,2 u / kg (maximo 10 U) se glicemia maior
que 250 mg / dl.
Cada 2 h insulina regular 0,1 u / kg (maximo 5 U) se glicemia menor
ou igual 250 mg/ dl.
Apos negativaçao da cetonuria dar Insulina simples (regular) 0,1u / kg via
IM ou SC a cada 4 h

Apos compensaçao da cetoacidose ph> 7,3 e BIC > 15 (entorno de 12 h) pode -se na
manha seguinte usar Insulina NPH 0, 3 u / kg / dose cada 8 h.... controlando a insulina
regular paralelamente.

EXAMES :
Colher se possível antes e depois do inicio do tratamento : hemograma / pcr /

coagulograma venoso
glicemia plasmatica
Na / k / cl / ca / ureia /
creatinina/ glicocetonuria

COMPLICAÇOES

Edema Cerebral ocorre em 1% após 4 a 12 h do tratamento .Faixa pediatrica < 5 anos
(cefaleia , vomitos , alt consciência , aumento pa ,diminuição fc , papiledema)
Tratamento : sonda naso gastrica / 02 / decubito elevado
Manitol 0,5 a 1 g / kg / dose EV rapido, podendo repetir após 1 h
OU soluçao salina a 3% 5 a 10 ml / kg em 30 min
Pode necessitar de IOT e ventilaçao.

CORREÇAO DE ACIDOSE (só casos extremamente graves ou que não compensaram
com tratamento acima)
grave ph < 6,9

Dar em 1 h a correção a seguir :

Bic a administrar meq = (15 - Bic encontrado x 0,3 x peso)
Na pratica pode dar 1 a 2 meq / kg .

Na HC03 8,4% = 1 ml = 1 meq bic (diluir os ml de bic com agua destilada 3x)
Ex 10 meq = 10 ml de bic 8,4% mais 30 ml

de agua destilada

DOR ABDOMINAL CÓLICAS

Buscopan gotas........................ 1 vidro
Tomar gotas de 8/8 horas

Buscopan...................... .... de ampola
Aplicar IM agora.

lactante 10 g
>1 ano 10 a 20 gotas/dose
Escolares 30 gotas

IM EV
pequenas ¼
escolar 1 ampola
ampolas 20 mg/ml

DIARREIA

Enterogermina
tomar 1 flaconete 2 x ao dia 4 a 5 dias (agitar antes)

floratil ped / adulto
tomar 1 env 2 x ao dia 4 a 5 dias

floratil pack 250/200
tomar 1 env 250 3x ao dia no 1º dia
tomar 1 env 200 2x ao dia no 2º dia
tomar 1 env 200 1x ao dia no 3º dia

Provance 1 cp 1x ao dia 5 dias

Florax sm infantil

tomar um flaconete 2 x ao dia 4 dias

Simbiotil 1 sachê 2x ao dia por 4 dias

Tiorfan 10mg
Tomar 1 sache 2x ao dia até melhorar

Tiorfan 30 mg
Tomar 1 sachê 1 x ao dia até melhorar

OBS: 10mg 9m a 3 anos
30mg 3 a 8 anos

Dieta leve : maça/banana maça ou prata/goiaba
suco de goiaba/limonada/água de coco/caju/maracujá
canja de galinha/arroz com purê carne moída ou frango
cenoura batata chuchu mandioquinha cozidos
torradas / biscoitos de agua e sal / de polvilho
OBS Apos 7 dias de diarreia usar leite SEM LACTOSE

Soro Pedialyte 45 ou Floralyte 45 ou Hidrafix
Soro Caseiro : 1 litro de água fervida/ 1 colher de café de sal/ 4 colheres de sopa de açúcar/ 1 xícara de chá de suco de limão ou laranja ou maracujá ou caju

ESCABIOSE

Revectina 6mg (ivermectina)
tomar cp a noite
Repetir após 7 dias

Nota 1cp / 30 kg

Deltacid loçao /Escabin
Aplicar em todo corpo ,friccionando, deixar ate o próximo banho, durante 4
dias seguidos .Repetir após 7 dias

OBS:ferver toda roupa do corpo e da cama. Familiares podem ser portadores
sem sintomas e devem tambem ser tratados.
BROTOEJA
Pasta d agua ou amilia / cutisanol gel / ducilamina
Passar 2 a 3 x ao dia

ESTROFULO **(picada inseto / alimentos)**

Hixizine xp
tomar ml de 8/8h por dias

Nota dose peso ÷ 4 = ml

Hixizine cp
tomar 1 cp 8/8h por dias

Allegra ped xp

tomar ml de 12/12h por dias

Nota dose 1 a a 2 a 2,5 ml / 2 a a 7a 5,0 ml / 7 a a 12 a 7,5 ml maior 12 a 10ml

Allegra cp 120 mg
tomar 1 cp uma vez ao dia por dias

Desloratadina (esalerg /desalex / sigmaliv)
tomar ml 1 x ao dia por dias

Nota dose 1 a a 2 a 2,0 ml / 2 a a 5 a 2,5 ml / 5a a 12 a 5,0 ml

Polaramine xp
tomar ml 3x ao dia por dias

Nota dose 2 a a 5 a 1,25 ml / 2 a a 12 a 2,5 ml / maior 12 anos 5 ml

Polaramine gt
tomar gt 3x ao dia por dias

Nota dose peso ÷ 2 = gt

Dieta restritiva : nao pode chocolate/peixes/ porco/ bayconzitos /
doces sucos artificiais/corantes / conservantes
amendoim / castanhas /frutas acidas/ morango

Desonol / adinos /elocom / topison / advantam , 1 x ao dia, a noite , ate melhorar

OU Andantol gel / amilia /cutisanol gel / ducilamina 2 x ao dia
Verutex B / Betnovate N , 2x ao dia , se infectado

FEBRE

Novalgina .... ml
Aplicar ml IM agora

Novalgina Solução oral..........1 vidro
tomar... ml de 6/6 horas se dor ou febre.

GENGIVOESTOMATITE

complexo b gt Tomar gt por dia
redoxon/cewin gt Tomar gt por dia

Nota 1 gota / kg

hexomedine/malvatricin spray 3 a 4 x na boca se necessario
Flogoral pasta dental com escova de dedo ou macia 3 a 4 x ao dia

HIDANTAL

HIDANTAL FENITOINA
5 ML= 250 MG

ESTADO EPILÉPTICO 20 MG/KG/DOSE EM 5 MINUTOS
APROXIMADO = 1 ML= 50 MG
0,5 ML = 25 MG

PRÁTICO = PESO/2 (UM POUCO MENOS)
LENTO 5 MINUTOS MÁXIMO 1 AMPOLA 5 ML

1 KG = 0,5 ML
2 KG = 1,0 ML
3 KG = 1,5 ML
4 KG = 2,0 ML

HIPONATREMIA

Déficit de sodio = 0,6 x peso (kg) x (Na desejado-Na actual)
Nunca corregir a un ritmo superior a 0,5-1 mEq/l/h.No está recomendado
corregir más de 8 mmol/litro por día de tratamiento y es recomendable
realizar controles iónicos cada 4-6 horas.

Cloreto de sódio a 3%.
89 ml............ SF
11 ml............NaCl20% 510 mEq/L

1000 ml NaCl3% elevarian 18.8 mEq
Correção NÃO PODE SER RÁPIDA,

Se o objetivo for de elevar [Na+] em apenas 8 meq/L em 24 horas, basta aplicar uma regra de três simples: se 1.000 mL de NaCl 3% elevariam

[Na+] em 18,8 meq/L, quantos mL seriam necessários para elevar [Na+] em 8 meq/L? A resposta é aproximada¬mente 425 mL de NaCl 3% que, para correr em 24 horas, devem ser administrados a 18 mL/hr em bom¬ba de infusão.
ADULTO
sugerem abordagens mais simples para o uso de NaCl 3%. Uma estratégia seria administrar 0,5 mL/kg/hr para pacientes assintomáticos; 1,0 a 2,0 mL/kg/hr para os sintomáticos; e até 2,0 a 4,0 mL/kg/hr por um período limitado (uma a duas horas) para pacientes apresen¬tando convulsões.58 O mais importante é fazer um acompanhamento laboratorial rigoroso (até de duas em duas horas, a depender da gravidade) e ajustar a infusão conforme necessário, para não ultrapassar os limites permitidos de aumentos no sódio sérico.

PREPARO
1 LITRO SF + 105 ML NAcL 20%   RESULTA NA SOLUÇÃO A 3%
----

1 LITRO SG5% + 150 ML NaCl20%
----

a osmolaridade de ambas as formulas e de 510 a 511

HIPONATREMIA

SÓDIO < 130
HIPONATREMIA GRAVE... SÓDIO <120

CETOACIDOSE - OCORRE UMA HIPONATREMIA DISTRIBUTIVA
CONC SÓDIO DIMINUI 1,6 mEq/L para cada 100mg/dl na conc de glicose acima do patamar de 100mg/dL

CORRIGIR HIPONATREMIA SINTOMÁTICA.
CORRIGE ATÉ 125 E ALIVIA SINTOMAS

NA HIPONATREMIA HIPERVOLEMICA ICC- S NEFROTICA
USAR DIURÉTICOS NÃO CORRIGIR COM SÓDIO
USAR DIURÉTICOS E INOTRÓPICOS.

CORREÇÃO LENTA 8 A 12 mEq de variação de sódio
é o máximo/ Perigo degeneração mielopontina irreversível.

Correção: em Bomba de Infusão.
Na a ser infundido = (na desejado - Na encontrado) x 0,6 xPeso

Não corrige com SF

Usar Nacl a 3% - 1 ml= 0,5 mEq de Na

Velocidade:

Hiponatremia aguda= 5mEq/Kg/hora
Hiponatremia crônica= 2.5 mEq/kg/h

Déficit de sodio = 0,6 x peso (kg) x (Na desejado- Na actual)
Nunca corregir a un ritmo superior a 0,5-1 mEq/ l/h.No está recomendado
corregir más de 8 mmol/litro por día de tratamiento y es recomendable
realizar controles iónicos cada 4-6 horas.

Cloreto de sódio a 3%.
89 ml............ SF
11 ml............NaCl20% 510 mEq/L

1000 ml NaCl3% elevarian 18.8 mEq
Correção NÃO PODE SER RÁPIDA,

Se o objetivo for de elevar [Na+] em apenas 8 meq/L em 24 horas, basta aplicar uma regra de três simples: se 1.000 mL de NaCl 3% elevariam [Na+] em 18,8 meq/L, quantos mL seriam necessários para elevar [Na+] em 8 meq/L? A resposta é aproximada¬mente 425 mL de NaCl 3% que, para correr em 24 horas, devem ser administrados a 18 mL/hr em bom¬ba de infusão.

HIPONATREMIA CORREÇÃO

VOLUME DE NACL 3% =
(130- Na Atual) x peso x 1,2
VELOCIDADE:

Aguda ..... 10 ml/kg/dia
Crônica..... 5 ml/kg/dia

INTOXICAÇÕES

01-LAVAGEM GÁSTRICA
NAO ROTINA
NÃO CÁUSTICOS
NÃO PETRÓLEO
NÃO DEPRESSÃO SNC
EM PRAZO 1 HORA FERRO LÍTIO

02- LAVAGEM GÁSTRICA COM CARVÃO ATIVADO
SF.................................150 ML
CARVÃO ATIVADO.... 20 G
IND CARVÃO = CARBAMAZEPINA DAPSONA FENOBARBITAL QUININO TEOFILINA
SEM IND E CONTRA IND= AMITRIPLINA DIGOXINA PIROXICAN DISOPIRAMIDA FENILBUTAZONA

03-LASIX 0,5 A 1,5 MG/KG EV
04-BICARBONATO DE SÓDIO = 1 A 2MG/KG EM 3 A 4 HORAS

05-ANTÍDOTOS ESPECÍFICOS .

IMPETIGO

Se disseminado :

Keflex 250 mg susp (cefalexina 250 mg)
tomar ml de 6/6h por 10 dias

Nota dose peso ÷ 2 = ml (infecçao grave)
peso ÷ 3= ml (infecçao leve)
maximo 2 g por dia

Keflex 500 mg cp (cefalexina 500 mg)
tomar 1 cp de 6/6 h por 10 dias
Cefamox
250 mg (cefadroxila)
Tomar ml de 12 / 12 h durante 10 dias
Nota dose peso ÷ 2 = ml de 12/ 12 h
maximo 1 g por dia

Verutex creme / bactrobam creme
passar na lesao 2 a 3 x ao dia ate melhorar

Nebacetin
passar 3 x ao dia no ferimento

Permanganato de Potássio 0,1g Diluir 1 cp/env em 4 litros de água morna
fazer banhos de 20 min 2 x ao dia

Diprogenta / Verutex B creme
Passar 2 a 3 x ao dia na lesão

Fibrase com cloranfenicol / Iruxol
passar ferida 1 x ao dia

Novacort creme ou Trok N creme
Passar na lesao 2 a 3 x ao dia

INFECÇÃO URINÁRIA

obs : menores de 3m internar com Ampicilina (100mg / kg / dia) e amicacina (5mg /kg/ dia)
acima de 1 m pode ceftriaxona

Keflex 250 mg susp (cefalexina 250 mg)
tomar ml de 6/6h por 10 dias

Nota dose peso ÷ 2 = ml (infecçao grave)
peso ÷ 3= ml (infecçao leve)

Zinnat 250mg suspensao ou sache
tomar ml ou 1 sache de 12 / 12 h por 10 dias

Nota dose 30mg / kg / dia pratica peso÷ 3 = ml (Maximo 5ml de 12/12 h)
maximo 500 mg / dia

Pyridium 100 mg
tomar 1 cp de 12/12 h

PARA Maiores de 12 a e Adolescentes :

Monuril
Tomar 1 dose única a noite em um copo de agua,antes de dormir.

Ciprofloxacino 500 mg
Tomar 1 cp de 12/12 h por 7 dias

Apos o tratamento ,aguardar 2 dias e repetir o exame de urina
Deve acompanhar no Posto de Saude com urolo-

gista e fazer Ultrassom de

rins e vias urinarias.

IVAS COM INFECÇÃO SECUNDÁRIA

Amoxacilina 250 mg
Tomar ml de 8/8 h por 10 dias

Nota 50mg/kg/dia pratica: peso ÷ 3 = ml

salsep 360/ fluimare /maresis /marimer /naso clean
sorine spray/ rinosoro jet/ rinosoro ou sorine gt / soro fisiológico
aplicar 1 a 2 puff cada vez em cada narina 4 a 6 x ao dia

Fluimucil nasal spray 3 x ao dia (em lactentes)

Rinofluimucil gt nasais 3x ao dia (acima de 6 anos)

Inalação com soro fisiológico 5 ml 4 a 6 x ao dia

novalgina(dipirona) / tylenol/pratium (paracetamol) /
alivium 100/
novalfem/doraliv (ibuprofeno)vo
tomar gotas de 6/6h para febre maior 37,5 OU DOR
se a febre persistir apos 3 h, intercalar com outro antitermico

Nota 1 gota /kg / doseim

Decongex plus gt

tomar gt de 8/8h por 7 dias

Nota peso x 2 ÷ 3 = gt de 8/8 h

Decongex xp infantil
tomar ml de 8/8 h por 7 dia

Nota peso ÷ 4 = ml de 8/8 h

Alivium 100
tomar gt 6/6 h para febre ou dor

IVAS CRIANÇAS MAIORES

Decongex cp tomar 1 cp 12 / 12 h 5 a 7 dias

ou

Trimedal cp tomar 1 cp de 8/8 h 5 a 7 dias

Alivium 400 mg 1 cp de 6/ 6 para febre ou dor

Aturgyl adul/ inf 1 puff cada narina 2 x ao dia

INTOXICAÇÕES XP IPECA

IPECA XAROPE
ATÉ 1 ANO = 10 ML
1 A 12 ANOS 15 ML
ADOLESCENTES 30 ML

LARINGITE AGUDA

Decadron elixir
Tomar ml de 6/6 h por dias

Nota dose peso ÷ 3 = ml

Inalaçao com soro fisiolog = 2 ml
pulmicort 0,25 = 2 ml
inalar 3 x ao dia

no Pa

Decadron im
Aplicar 2mg / 4mg mg im

Inalação com Adrenalina 3 / 4 ampolas
Repetir após 20 min e reavaliar .

MICOSE PELE

Cetoconazol creme / fungirox / canestem/ tralem/ icaden
Passar na lesao 2 x ao dia

MICOSE DE UNHA

Fungirox esmalte / Loceryl esmalte / Micolamina esmalte
Lixar a unha após o banho , lavar , enxugar e passar o esmalte
Fazer aplicaçao 1 x por semana durante 2 a 3 meses

MOLUSCO CONTAGIOSO

Rhus tox 6ch ...... glob/ gt
Nitric ac 6 ch....... glob / gt
Thuja 6 ch...... glob / gt

Tomar ou chupar 4 glob / gt 3 x ao dia durante 2 meses

Thuja TM

Aplicar nas lesoes 2 x ao dia ate melhorar

MONILIASE ORAL / GENITAL

Daktarin gel oral
Passar na boca 4 x ao dia

Limpar antes com gase , dedo , agua bicarbonatada (meio copo de agua e 1 c café de bicarbonato)
OBS : passar tambem no bico da mama após cada mamada

Cetoconazol creme / Candiderm creme / Candicort creme / Trok creme/ Canestem creme
Passar, na assadura, ao trocar as fraldas ate melhorar.

Moniliase com contaminaçao bacteriana :

Novacort creme ou Trok N creme
Passar na lesao 2 a 3 x ao dia

OBSTIPAÇÃO

1) Dieta laxante : verduras : couve , espinafre, repolho,escarola, etc
frutas : laranja , mamão , abacate, pêra ,manga com fibra,
ameixa preta
fibras : farelo de trigo , farinha de aveia
2) Oferecer muito liquido durante o dia

3) Condicionar sentando no vaso por 10 min após as refeiçoes
4) Laxantes : Bene fiber / Fibra mais / Stimulance / Naturetti /
Farlac / Pentalac / Duphalac / Lactulose / Lactulona /
Leite de magnésia
Tomar 1 a 2 colher cha / sopa 1 a 2 x ao dia
5) Apos 2 dias se não evacuar aplicar uma bisnaga de minilax via retal

OTITE

amoxacilina 250 mg
tomar ml de 8/8 h por 10 dias

Nota 50mg/kg/dia pratica: peso ÷ 3 = ml

Decongex plus gt
tomar gt de 8/8h por 7 dias

Nota peso x 2 ÷ 3 = gt de 8/8 h

Decongex xp ped
tomar ml de 8/8g por 7 dias

Nota peso ÷ 4 = ml de 8/8 h

Decongex cp
tomar 1 cp de 12 / 12 h 5 dias

novalgina(dipirona) / tylenol/pratium (paracetamo) / alivium 100/
novalfem/doraliv (ibuprofeno)

tomar gotas de 6/6h para febre maior 37,5 OU DOR
se a febre persistir apos 3 h intercalar com outro antitermico

Nota 1 gota /kg / dose

Bolsa de agua quente ou pano quente com ferro 3 a 4 x ao dia

OTITE SUPURADA

amoxacilina clavulanato 400 (clavulim 400 bd / novamox 400 2x /sinot clav 400/
sigma clav 400)
tomar ml de 12/12 h por 10 dias
obs conservar em geladeira

Nota 40mg/kg/dia pratica: peso ÷ 4 = ml

Otosporim
pingar 4 a 5 gt no ouvido 3x ao dia ate melhorar
limpar antes com algodao e agua oxigenada 10 vol

OBS OTITE SUPURADA CRONICA

Clavulim ES 600 mg (80 mg / kg)
tomar ml de 8/8 h ou 12/12 h durante 10 dias

Nota 80mg/kg/dia pratica: peso ÷ 3 = ml de 12/ 12 h

pratica: peso ÷ 4 = ml de 8/8 h
Maximo 3200 mg/ dia

OTITE EXTERNA

Otociriax / otosynalar
pingar 4 / 5 gotas no ouvido 3 x ao dia por 7 dias

Alivium 100 / novalfem / doraliv
tomar gt de 6/6 h para febre ou dor

Bolsa de agua quente ou pano quente (ferro) 4 x ao dia

PEDICULOSE

Revectina 6mg (ivermectina)
tomar cp a noite
Repetir após 7 dias

Nota 1cp / 30 kg

Deltacid shampoo
Aplicar no couro cabeludo no banho,friccionar, deixar 10 min e enxaguar
durante 4 dias seguidos. Repetir após 7 dias

OBS: Retirar as lendeas com vinagre morno e pente fino.

REFLUXO

Motilium / Domperix / Peridal
Tomar equivalente ao peso na seringa 3x ao dia

OU

Digesan/Fagico
tomar gt de 8/8 h ate melhorar vomitos

Nota 1 gota / kg / dose

Label
tomar equivalente ao peso na seringa 2 x ao dia
OU
Losec mumphs 10 mg
tomar meio cp diluídos de 12/12 h

RINITE ALÉRGICA

Desloratadina (esalerg /desalex / sigmaliv)
tomar ml 1 x ao dia por dias

Nota dose 1 a a 2 a 2,0 ml / 2 a a 5 a 2,5 ml / 5a a 12 a 5,0 ml

Nasonex / Avamys / busonid ou noex 32 mcg 50 mcg 64 mcg
Aplicar 1 puff em cada narina a noite por 3 meses
.
Omnaris
aplicar 2 puff de cada vez em cada narina , a noite ,por 3 meses

Allegra ped xp
tomar ml de 12/12h por dias

SEDAÇÃO MIDAZOLAN

0,05 0,1 mg/kg/dose EV
0,1 a 0,2 mg/kg/dose IM
0,5 a 0,75 mg/KG/DOSE vo

REVERSÃO
FLUMAZENIL AMPOLA 0,5 MG/5ML
DOSE= 0,01 MG ev A CADA MINUTO DOSE MÁXIMA 0,05MG/KG

SÍNDROME MÃO PÉ BOCA

complexo b gt Tomar gt por dia
redoxon/cewin gt Tomar gt por dia

Nota 1 gota / kg

hexomedine/malvatricin spray 3 a 4 x na boca se necessario

Soapex ou dermacid liquido para banhos

SINUSITE

amoxacilina clavulanato 400 (clavulim 400 bd / novamox 400 2x /sinot clav 400/
sigma clav 400)
tomar ml de 12/12 h por 12 dias
obs conservar em geladeira

Nota 40mg/kg/dia pratica: peso ÷ 4 = ml

Celestamine xp
tomar ml de 8/8 h por 7 dias

Nota dose peso ÷ 6 = ml de 8/8 h

Celestamine gt
tomar gt de 8/8h por 7 dias

Nota dose peso ÷ 2 = gt de 8/8 h

salsep 360/ fluimare /maresis /marimer /naso clean
sorine spray/ rinosoro jet

aplicar 1 a 2 puff cada vez em cada narina 4 a 6 x ao dia

Sorine infantil (30 ml tira 20 ml) = 10 ml
Afrin ped (20 ml tira 10 ml) = 10 ml
Garasone colirio = 10 ml
Misturar afrin e garasone no sorine inf e pingar 5 a 7 gt cada narina
3 x ao dia por 7 dias

inalaçao com soro fisiologico 5 ml 4 a 6 x ao dia

Nasonex / Avamys / busonid ou noex 32 mcg 50 mcg 64 mcg
Aplicar 1 puff em cada narina a noite por 3 meses

Omnaris
aplicar 2 puff de cada vez em cada narina por 3 meses

TORCICOLO

Profenid gt
tomar gt de 8 / 8 h por 5 dias

Cataflan gel /gelol spray / calminex pomada / Acheflam spray
Aplicar 3 a 4 x ao dia no local

Bolsa de agua quente ou compressa quente passar com ferro

TOSSE PRODUTIVA

Fluimucil xp ped
tomar ml 3 x ao dia por 7 dias

Nota 2 a a 7 a 5 ml 7 a a 12 a 7,5 maior 12 a 10 ml ou xp adulto

Fluimucil xp adulto
tomar 5,0 ml 3x ao dia por 7 dias

Fluimucil efev 200 mg
Dissolver e tomar 1 cp 3 x ao dia

Bromelim S
tomar 5 ml 3x ao dia por 7 dias

Nota maior de 1 ano

Abrilar/Respiratus/Torante/Aremaz
Tomar ml 3x ao dia por 7 dias

Nota dose 2 a a 6 a 2,5 ml 3x dia 6 a a 12

a 5 ml 3x dia

TRAUMAS

Compressas frias local 3 a 4 x ao dia

Traumeel gt
Tomar 10 gt 3 x ao dia por 5 dias

Traumeel pomada
Passar 3 a 4 x ao dia no local

Cataflan gel /gelol spray / calminex pomada / Acheflam spray
Aplicar 3 a 4 x ao dia no local

SEBORREIA COURO CABELUDO /ECZEMA SEBORREICO

Advantam / desonol / betnovate capilar
Passar no couro cabeludo a noite e lavar pela manha, ate melhorar

Diprosalic / Losalen p
Passar 2 x ao dia na lesao

TRANSFUSÃO ANEMIA SINTOMÁTICA

HB< 8 OU 8 A 10

CONCENTRADO DE HEMÁCEAS................. ML
TRANFUNDIR LENTO (NÃO MAIS QUE 3 HORAS).

DOSE= 10 A 15 ML/KG

UNHA ENCRAVADA

1)Fazer banho de água quente 3 x ao dia
2)Abrir com unha ,jato de água, e jogar água oxigenada 10 vol

3)Verutex B creme
passar após limpeza acima 3 x ao

URTICARIA

(alimentar / medicamentosa / infecciosa)

Hixizine xp
tomar ml de 8/8h por dias

Nota dose peso ÷ 4 = ml

Hixizine cp
tomar 1 cp 8/8h por dias

Allegra ped xp
tomar ml de 12/12h por dias

Nota dose 1 a a 2 a 2,5 ml / 2 a a 7a 5,0 ml / 7 a a 12 a 7,5 ml
maior 12 a 10ml

Allegra cp 120 mg
tomar 1 cp uma vez ao dia por dias

Desloratadina (esalerg /desalex / sigmaliv)
tomar ml 1 x ao dia por dias

Nota dose 1 a a 2 a 2,0 ml / 2 a a 5 a 2,5 ml / 5a a 12 a 5,0 ml

Polaramine xp
tomar ml 3x ao dia por dias

Nota dose 2 a a 5 a 1,25 ml / 2 a a 12 a 2,5 ml / maior 12 anos 5 ml

Polaramine gt

tomar gt 3x ao dia por dias

Nota dose peso ÷ 2 = gt

Prednisolona (predsim / prelone)
tomar ml de manha e a noite por 7 dias

Nota dose peso ÷ 3 = ml (1 mg / kg / dia)

Predsim / prelone gt
tomar gt de manha e a noite por 7 dias

Nota dose peso x 2 = gt (1 mg / kg / dia)

Prednisolona (predsim / prelone)
tomar ml de manha e a noite por 7 dias

Nota dose peso ÷ 3 = ml (1 mg / kg / dia)

Predsim / prelone gt
tomar gt de manha e a noite por 7 dias

Nota dose peso x 2 = gt (1 mg / kg / dia)

Dieta restritiva : nao pode chocolate/peixes/ porco/ bayconzitos /
doces sucos artificiais/corantes /conservantes
amendoim / castanhas /frutas acidas/ morango

PA :
solumedrol mg im (1 mg / kg / dose)
difenidramina mg im (1 mg/ kg / dose)

adrenalina sc ml com seringa insulina SC (0,01 ml/ kg / dose)

VARICELA

Hixizine xp
tomar ml de 8/8h por dias

Nota dose peso ÷ 4 = ml

Hixizine cp
tomar 1 cp 8/8h por dias

Allegra ped xp
tomar ml de 12/12h por dias

Nota dose 1 a a 2 a 2,5 ml / 2 a a 7a 5,0 ml / 7 a a 12 a 7,5 ml
maior 12 a 10ml

Allegra cp 120 mg
tomar 1 cp uma vez ao dia por dias

Desloratadina (esalerg /desalex / sigmaliv)
tomar ml 1 x ao dia por dias

Nota dose 1 a a 2 a 2,0 ml / 2 a a 5 a 2,5 ml / 5a a 12 a 5,0 ml

Polaramine xp
tomar ml 3x ao dia por dias

Nota dose 2 a a 5 a 1,25 ml / 2 a a 12 a 2,5 ml / maior 12 anos 5 ml

Polaramine gt
tomar gt 3x ao dia por dias

Nota dose peso ÷ 2 = gt

Permanganato de Potássio 0,1g Diluir 1 cp/env em 4 litros de água morna
fazer banhos de 20 min 2 x ao dia

Soapex ou dermacid liquido Banho 2 x ao dia

Talco mentolado /cutisanol gel/ducilamina/amilia loção
passar no corpo após banho

Dipirona / paracetamol / ibuprofeno
Tomar gt de 6 / 6 h para febre

VERMINOSE

Annita 45 ml (ate 20 kg)
tomar equivalente ao peso 2x ao dia por 3 dias

Annita 100 ml (acima 20 kg)
tomar equivalente ao peso 2x ao dia por 3 dias

Annita cp
tomar 1 cp 2x ao dia 3 dias

Flagyl ped
tomar ml 2 a 3 x ao dia por 7 dias

Nota dose 2 a 5 anos 5ml 2x ao dia durante 7 dias
maior 5 anos 5 ml 3 x ao dia durante 7 dias

Pyr pam liq
tomar ml uma vez só
repetir com 20 dias e 40 dias

Nota dose 1 ml / kg = ml

Familiares 1 cp para cada 10 kg maximo 7 cp
repetir com 20 dias e 40 dias
OBS: ferver ou lavar roupa de cama

VERRUGA PLANTAR (OLHO DE PEIXE)

verrux ou duofilm
Apos banho lixar levemente com lixa de unha
Aplicar o remedio
colocar esparadrapo
Diariamente ate melhorar

VÔMITOS

Plasil .... de ampola
Aplicar IM agora sn repetir após 8 horas.

Dose= 0,03 ml/kg/dose Máximo = 0,5 ml

....

Dramin gotas...................... 1 vidro
tomar......... gotas de 8/8 horas até melhora dos vômitos.

Até 1 ano= ¼
1 a 3 = ½
3 a 6 = 2/3 ampola.

VÔMITOS MED

dramin b6 gt
Tomar gt de 6/6 h se vomitar

Nota 1 gota / kg/dose

Vonau 4 mg / 8 mg
Chupar cp de 6/6h para vomitos ou nauseas

Nota 4 mg / 20 kg 8 mg/40 kg 2mg/ 10 kg

Plasil gt
tomar gts de 6/6 h se vomitar

Nota 1 gota / kg / dose

Digesan/Fagico

tomar gt de 8/8 h ate melhorar vomitos

Nota 1 gota / kg / dose

NO PA

Maiores de 2 anos Plasil dose peso ÷ 20 = ml IM

Menores de 2 anos Dramin b6 dose peso ÷ 30 = ml IM

Aguarda -se 1 h oferecer liquido vo e retornar . Se vomitando ainda
1) pausa por 1 h e realimentar liquido vo
2) SF 0, 9% = 50 ml / kg EV 2 horas
3) Dramin DL EV no equipo = 1 mg / kg dose
Ou Nausedron (Zofran) EV no equipo = 2mg / 10 kg de peso maximo 8 mg (40 kg)
4) reavaliar após soro

DIGESAN GOTAS............... 1 VIDRO

tomar .... gotas de 8/8 horas até melhora vômitos.

Gotas= 4 mg/ ml
20 gotas= 4 mg
5 gotas= 1 mg
2,5 gotas= 0,5 mg
Dos 2 gotas/kg/dia a 4gotas /kg/dia div 8/8
Dose prática 1gota/kg/dose até 2

VULVOVAGINITE

Lucretin ou Flogorosa env
Dissolver 1 env em 1 litro de agua , e fazer banho de assento
2 x ao dia durante 14 dias (sentar e abrir bem a vulva)

Novamox creme
Passar após o banho de assento durante 14 dias

MEDICAMENTOS COMUNS

AGAROL – CRIANÇAS 5 ML 1 X DIA. LACTENTE 2,5 ML

AMINOFILINA 1ML/5 KG DILUIR 1 A 3XX SF EV 20 MINUTOS

AMOXICILINA+ CLAVULANATO BD400 – CLAVULIN PESO/4 DE 12/12

ANTUX GOTAS ... 1GOTA/KG 3XXDIA

AMOXICILINA + CLAVULANATO BD200 – CLAVULIN PESO/2 12/12

BICARDONATO DE SÓDIO 8,4 % 1 ML = 1 MEQ MEQ= (BE) X 0,3 X PESO

CELESTONE GOTAS 4GOTAS KG/DIA

CELESTONE SUSPENSÃO = 0,3 A 0,8 ML/KG/DIA DIV 23 DOSES.

DALSY ... 0,5 ML/KG/DIA.

DECONGEX .... 2GOTAS/KG/DIA.

DEXTROMETORFANO = SILENCIUM XAROPE DOSE= PESO/3

FUROSEMIDA LASIX – 0,5 A 1,5 MG/KG EV vo 1 a 3 mg/kg

GLOBOCEF 0,4 ML 0,4 ml/kg/dia

HIXIZINE 1ML/4 KG PESO/4 DE 6/6 HORAS.

IVERMEC 15 A 24 KG = ½ CP 25 A 35= 1 CP

KEFLEX GOTAS = 5MG/GOTA

LASIX SOL ORAL 1 A 3 MG/KG/DIA 1 ML= 10 MG

PYR PAN........... 1 ML/KG/DIA MÁXIMO 60 ML

PREDNISOLONA 5MG/5ML .... MAXIMO 60 ML/DIA DOSE 1 A 2 ML/KG/DIA

PLASIL IM 0.03 ML/KG/DOSE MÁXIMO= 0,5 ML

SOLUÇÃO PADRÃO DROGAS

Solução Padrão
Como as soluções usadas em terapia intensiva podem variar um pouco de instituição para instituição vou citar algumas aqui.

-> Dobutamina (Dobutrex) 1 ampola contém 250 mg em 20 ml
SG 5% OU SF 0,9% 230ML + 1 ampola dobuta (Solução Padrão : 1mg / ml solução 1:1)
SG 5% OU SF 0,9% 210ML + 2 ampolas dobuta (Solução Concentrada : 2mg / ml soução 2:1)
SG5% OU SF0,9% 190ML + 60ML dobuta (Solução Concentrada: 3ml/ml solução 3:1)

-> Dopamina (Revivan) 1 ampola contém 50 mg em 10 ml
SG5% OU SF0,9% 160ml + 4 ampolas dopa (Solução Padrão : 1mg / ml)
SG5% OU SF0,9% 200ml + 5 ampolas dopa (Solu-

ção Padrão : 1mg / ml)
SG5% OU SF0,9% 150ml + 10 ampolas dopa (Solução Concentrada : 2mg / ml)
SG5% OU SF0,9% 100ml + 15 ampolas dopa (Solução Concentrada : 3mg / ml)

-> Norepinefrina (Noradrenalina) 1 ampola contém 4 mg com 4ml
SG5% OU SF0,9% 80ML + 5 ampolas nora (Solução Padrão)
SG5% OU SF0,9% 242ML + 2 ampolas nora
SG5% OU SF0,9% 180ML + 5 ampolas nora

-> Midazolam (Dormonid) 1 ampola contém 50mg com 10ml
SG5% OU SF0,9% 120ML + 3 ampolas midazolam (Solução Padrão : 1mg / ml)

-> Fentanila (Fentanil)
SG5% 80ML + 2 ampolas fentani
l
-> Nitroglicerina Venosa (Tridil)
SG5% 245 ML + 1 ampolas tridil (Solução Padrão)

-> Nitroprussiato de Sódio (Nipride)
SG5% 248ML+1ampola nipride

-> Cloridrato de amiodarona (Ancoron) 1 Ampola contém 150mg com 3ml
SG5% 120ML + 3 Ampola de ancoron

-> Xilocaína 2%
SG5% 200ML + 50ML xilocaína

-> Streptoquinase (STK)
SF 0,9% 100ML + 1frasco de STK

-> Brometo de Pancurônio (Pavulon e Pancuron)
SG5% 180ML + 10 ampolas de pavulon

-> Heparina
SG5% 245 ML + 1 frasco heparina 5 ml

-> Insulina R
SG5% 99ML + 1ML de insulina

ELETRÓLITOS

KCL 19,1%

NO GERAL 1ML PARA 100 ML
MÁXIMO= 2ML KCL 19,1% PARA 100 ML

GLUCONATO DE CALCIO 10%

100 A 200 MG/KG AMPOLAS 5 A 10 CC 1 CC= 100MG

RN
SEM CONVULSÃO NÃO TRATA
NÃO EXISTE DEFINIÇÃO PRECISA
É TRANSITÓRIA SEM CONSEQUÊNCIAS
O TRATAMENTO ACARRETA MAIS RISCO

CRISE CONVULSIVA HIPOCALCEMIA
GLUCONATO DE CÁLCIO 10% 2MK/KG/ EV LENTO
NÃO PASSAS 1 ML/MINUTO
SUSPENDER AO PRIMEIRO SINAL DE BRADICARDIA OU
SE A CONVULSÃO CEDER
CONTROLE PELA AUSCULTA

ATENÇÃO EXTRAVASAMENTO CAUSA NECROSE.

SULFATO DE MAGNÉSIO

01- AQUECIMENTO
02-ASPIRAÇÃO VENTILAÇÃO SN
3- ACESSO VENOSO
4-DEXTROSTIX - GLICEMIA
5-HIPOGLICEMIA = GLICOSE 10% 2 ML/KG EV 5 A 10 MINUTOS
6-PREDISPOSIÇÃO HIPOCALCEMIA= GLUCONATO DE CÁLCIO 10%
DILUÍDO 1/2 ÁGUA DESTILADA 2 ML/KG/ EV LENTO
7- CONVULSAÕ PERSISTE CONDIÇÕES PREDISPONDO HIPOMAGNESEMIA:
SULFATO DE MAGNÉSIO A 50% 0,2 ML/KG IM
8- CONVULSÕES PIRIDOXINO DEPENDENTE ADERMINA 25 A 50 MG EV
9- CAUSAS ANTERIORES EXCLUÍDAS> ANTICONVULSIVANTES:
FENOBARBITAL SÓDICO A 20% PREPARADO FARM MANIP.
20MG/KG EV EM 10 MINUTOS
10-ALTERNATIVAS DIAZEPAN 0,5 A 0,7 MG/KG/DOSE
A CADA 5 MINUTOA ATÉ DOSE M40MG/KG
11- ALTERANTIVA: HIDANTOÍNA 20MG/KG/EV EM 30 MINUTOS
INDICADO CASOS REBELDES A PRIMEIRA

DROGA

MEDICAMENTOD DE EMERGÊNCIA

AMINOFILINA – hoje indicação restrita a UTU. Casos especiais.
AMP 10 ML = 240 MG
DOSE= 5 A 7MG/KG EV EM 20 MINUTOS
PRÁTICO = 1ML/4KG 0,25 ML/KG
PESO/4 COM SG CORRER 20 MINUTOS

PESO	DOSE
1 KG	0,25
2 KG	0,5
3 KG	0,75
4KG	1ML
5 KG	1,25 ML
6 KG	1,5 ML
7 KG	1,75
8 KG	2,0 ML

AMPLICTIL CLORPROMAZINA

AMPOLA 5 ML = 25 MG
1 ML = 5MG

0,1 ML = 0,5 MG
0,5 MG/KG/DOSE IM EV CADA 8 HORAS
PRÁTICO = 0,1 ML/KG DOSE

ATROPINA

AMPOLA 0,25 MG/ML
DOSE MÍNIMA = 0,1 MG
DOSE MÁXIMA = 0,5 MG
DOSE= 0,02 MG/KG/DOSE
INTOXICAÇÃO ORGANOFOSFORADOS 0,93 MG/KG/DOSE

BICARBONATO DE SÓDIO

1mEq/kg EV LENTO
USAR SOLUÇÃO A 3% 1 ML = 0,36 mEq
REPETIR APOS 10 MINUTOS SN

CAPTOPRIL CP 12,5 25 E 100

Recén nascido = 0,1 a 0,4 mg/kg/dose vo cada 4 a 6 horas.
Lactentes 0,5 a 0,6 mg/kg/dia cada 6 a 12 horas
Crianças 12,5 mg 2 a 3 xx/dia
Adolescentes 25 mg/dia
Doses podem ser aumentadas semanalmente casos graves
Em ICC associar diurético e digitálico.

CLORETO DE CÁLCIO 10 %

0,15 - 0,3 ML/KG/DOSE EV BEM LENTO

DEMEROL DOLANTINA= MEPERIDINA

2 ML= 100 MG

1 A 2 MG/KG/DOSE VO SC IM EV 6/6 HORAS

DILUIR 1 AMPOLA = 2 ML EM 8 ML DE ÁGUA DESTILADA = 1 ML=10MG

DIAZEPAM

VALIUM 2ML = 10 MG

0,3 mg/kg/dose Via retal= 0,3 a 0,5 mg/kg/dose

DORMONID = MIDAZOLAM

DORMONID 3 ML= 15 MG

DORMONID 5 ML = 15 MG

VIA= VO RETAL INTRANASAL 0,3 MG/KG

1 GOTA (ATÉ 2) KG

IM 0,15 A 0,20 MG/KG

EV= 0,03 A 0,3 MG/KG

DRAMIN

1,25 MG/KG/DOSE

DRAMIM 1 ML=50MG

APLICAR 1/4 1/2 3/4 EV LENTO

VO - 1 GOTA KG ATÉ 20 GOTAS DE 6/6 HORAS

IM - 0,1 ML PARA CADA 2 KG EX= 10 KG= 0,5

PRÁTICO = PESO/20 = DOSE ML MÁXIMO ATÉ 1 AMPOLA.

FENOBARBITAL

DOSE ATAQUE- 10 A 20 MG EV

FLEBOCORTID HIDROCORTISONA

AMPOLAS 100 300 500 MG
MAL ASMÁTICO 5 A 10 MG/KG/VEZ EV 6/6 HORAS
CHOQUE SÉPTICO = 35A 50 MG/KG/DOSE EV ATÉ 2XX DIA
INSUF. RENAL AGUDA 1-2 MG/KG/DOSE EV RÁPIDO.

FLEBOCORTIDE CONTÍNUO

HIDROCORTISONA
FLEBOCORTID 100 300 500 MG
MAL ASMÁTICO 7MG/KG/EV DIRETO
INICIAR IMEDIATAMENTE 7MG/KG/24 HORAS GOTA A GOTA
CALCULAR DOSE TOTAL, DISSOLVER EM 500 ML SG5% E CORRER
EM 24 HORAS = 8 GOTAS/MINUTO

GLUCAGON 1 MG

0,03 MG/KG SC OU IM
MÁXIMO 1 MG

HIDANTAL FENITOINA

5 ML= 250 MG
ESTADO EPILÉPTICO 20 MG/KG/DOSE EM 5 MINUTOS
APROXIMADO = 1 ML= 50 MG
0,5 ML = 25 MG

PRÁTICO = PESO/2 (UM POUCO MENOS)
LENTO 5 MINUTOS MÁXIMO 1 AMPOLA 5 ML

1 KG = 0,5 ML
2 KG = 1,0 ML
3 KG = 1,5 ML
4 KG = 2,0 ML

HIDRALAZINA

20 MG/ML
0,1 A 0,2 MG/KG/DOSE IM OU EV
REPETIR A CADA 4 OU 6 HORAS
VO APRESOLINA DRAGEAS 25 E 50 MG
0,75 MG/KG/DIA DIV EM 2 DOSES
AUMENTAR ATÉ MÁXIMO 3,5 MG/ KG/ DIA

HIDRATO DE CLORAL

SEDATIVO HIPNÓTICO
SEDATIVO= 25 MG/KG/ DOSE VO OU VR 8/8 HORAS
HIPNÓTICO = 35 A 50 MG/KG/DOSE VO OU VR

IPECA XAROPE

ATÉ 1 ANO = 10 ML
1 A 12 ANOS 15 ML
ADOLESCENTES 30 ML

LASIX FUROSEMIDA

1 ML= 10 MG
1 A 2 MG/KG/DOSE
0,1 A 0,2 ml/kg EV ou IM

LIDOCAINA

SOL 2% = 20 MG/ML
1MG/KG/DOSE EV LENTO
REPETIR A CADA 5 A 10 MINUTOS ATÉ MÁXIMO 5 DOSES
MANUTENÇÃO EV CONTÍNUA VER DROGAS DE PERFUSÃO CONTÍNUA

MORFINA 10MG/ML

0,1 A 0,2 MG/KG/DOSE IM EV LENTO
MÁXIMO = 15 MG
PODE SER REPETIDO DEPOIS DE 4 HORAS

NARCAN

0,4 MG/ML
RN= 0,5 MG
CRIANÇAS E ADOLESCENTES 2 MG
VIA EV IM

NIFEDIPINA ADALAT

CÁPSULAS 10 MG
1 CPS MASTIGADA SUB LINGUAL
PODE REPETIR APÓS 30 MINUTOS SE CRISE HIPERTENSIVA

PLASIL METOCLOPRAMINA

AMPOLAS 2 ML = 10 MG
1 ML = 5 MG
0,1 ML = 0,5 MG

0,2 A 0,3 MG/KG/DOSE IM OU EV ATÉ 3XX/DIA
1 GOTA/KG/VEZ 3XX/DIA
MÁXIMO = 0,5 ML

PROPANOLOL 1MG/ML

ARRITMIA
0,01 0,1 MG/KG/DOSE EV
PODE SER REPETIDO CDA 6 A 8 HORAS
CRISE ANÓXIA CARDIOPATIA CONGÊNITA
0,2 MG/KG/EV LENTO
HIPERTENSÃO
0,5 A 1 MG/KG/DIA

SINAIS DE ALERTA EM PEDIATRIA

S I N A I S E S I N T O M A S D E A L E R T A !!! P O D E S E R C A N C E R ?

A N E M I A
L.A. [LLA / LnLA] :
LINF. Ñ HODGKIN:
T. EWING : D. HODGKIN:

A N I R I D I A
TUMOR de WILMS [1 : 70]

C E F A L É I A MATINAL E
VÔMITOS TUMOR do SIST. NERVOSO CENTRAL

C O R R I M E N T O
SANGUINOLENTO SARCOMAS BOTRIÓIDE - VAGINA / ÚTERO

DES. PRECOCE Caracteres SEXUAIS SECUNDÁRIOS HEPATOBLASTOMAS: T. SUPRA-

RENAL

D O R E S Ó S S E A S LEUCEMIAS: NEUROBLASTOMA: e
T. PRIMÁRIO DO OSSO

D O R E S e M A S S A S
ABDOMINAIS
LINF. Ñ. HODGKIN: T. WILMS: NEUROBLASTOMA:
T. HEPÁTICO: T. SUPRA-RENAL: T. GERMINATIVO

D I A R R É I A P E R I Ó D I C A NEUROBLASTOMA-Ganglioneuroblastoma
Abdominal

E Q U I M O S E S L. A. : LINF. Ñ. HODGKIN:
NEUROBLASTOMA

F E B R E LEUCEMIAS: D. de HODGKIN : LINF.
HODGKIN: cansaço: anorexia e perda de Peso

H E M A T U R I A T. WILMS (25%) : LEUCEMIAS:
LINF. Ñ. HODGKIN

H E M I-H I P E R T R O F I A
CÓRPOREA
T. WILMS (1 : 32) :
T. HEPÁTICOS e de S. RENAL

H E T E R O C R O M I A NEUROBLASTOMA
H I P E R T E N S Ã O A R T E R I A L T. WILMS
(25%) : T. S. RENAL:

NEUROBLASTOMA (RARA)

L I N F A D E N O P A T I A
Auricular posterior; Epitrocleana; Supraclavicular :
* se GENERALIZADA : LEUC. LINFOCÍTICA OU NÃO LINFOC. AGUDA
* se REGIONAL: D. HODGKIN:
NEUROBLASTOMA:
L. N. HODGKIN :
D. METASTÁTICA

NÓDULOS SUBCUTÂNEOS em R.N. NEUROBLASTOMA em R.N.:
LEUCEMIAS no R.N. (LMA > LLA)

O D O N T A L G I A R E B E L D E HISTIOCITOSE X :
LINF. Ñ. HODGKIN (BURKITT)

O T A L G I A C R Ô N I C A HISTIOCITOSE X : T. ÓSSEO (Temporal) :
SARCOMAS de OUVIDO MÉDIO
P O L I C I T E M I A T. de WILMS

P R O T U S Ã O do GLOBO
OCULAR
HISTIOCITOSE X :
NEUROBLASTOMA :
L.M.A. (cloroma)

P I N T A S em ÁREAS de ATRITO Nevus Congênito ... MELANOMA (10%)

R E F L E X O do OLHO do GATO RETINOBLAS-

TOMA

S U D O R E S E N O T U R N A NEUROBLASTOMA:
D. HODGKIN:
Fase Terminal de NEOPLASIAS

MEDICAMENTOS MAIS USADOS

Dose Prática Pediátrica:

Amoxil Amoxacilina =1 ml /kg/dia div.3 doses 8/8 horas.
PESO/3 =dose P/3

Amoxil BD 400= 0,5 ml/2kg a cada 12h
Peso/4=dose BD200= 1 ml/2kg cada 12 h
P/2 = dose 45mg/kg/dia 400mg/5ml

Aminofilina 0,2ml/kg/dose ou 1 ml/6 kg aproximadamente
Correr em 10 minutos c sg 5%

Antux gotas > 2 anos =1 gota/kg/peso/ até 3xxx/dia xarope >2anos
1,5 ML/cada 10 kg/Dose até 3xx/dia >12a=10ml

Atropina 1 ampola 1 ml=0,25mg Dose= 0,01mg/kg/dose EV ou IM
PRATICA=0,04ml/kg ou 0,4ml/10Kg

Azitromicina Azimix 0,25 ml/kg/ 1x/dia Azimix Zitromax 600=15ml 900 =22,5 P/4

Azitromicina Zitromax/Novatrex = Prática =peso dividido 4
P/4=dose em ml 1x/dia até 30Kg frasc.600

Bicarbonato de sódio BE x 0,3 X peso ou 3xPeso=meq bic .
Apres=8,4% 1 ml =1mEq 3:= 1ml=0,36 e 5% 1ml=0,6mE

Biofenac Diclofenaco resinato= 1gota / kg dose 3xxx/dia direto na boca

Buscopan via oral:lactentes 10 gotas/dose 8/8 horas
crianças >1a=10 a 20 gotas/dose8/8 horas Escolar= 30gotas dose 5/5 ou 8/8

Calcort Deflazacort 0,22 a 1,65 mg/kg/ dia cp=6mg cp=30mg gotas 1g=1mg

Cefzil 250 Cefprozil = 0,3 ml/kg/dose 2xx/ dia ex: 10 kg= 3 ml 12/12 horas

Clavulin BD-200 200 1ml/2kg a cada 12 horas

Clavulin BD-400 400 0,5 ml/2kg a cada

12 horas;

Combiron gotas <15 kg 10 a 20 gotas de 12/12 horas (logo após a refeição)

Combiron solução oral Crianças = 5 ml 2xx dia Adultos 10 ml 2xx/dia ou 1 drágeas 2xx/dia (de preferencia após refeições)

Digesan gotas DOSE PRÁTICA= 1GOTA /KG/ DIA DE 8/8 HORAS
0,5 a 1 mg/kg/dia 24 gotas=4mg cps=10mg SOL.ORAL=1 ml=1mg

Folifer gotas/liquido DOSE PRÁTICA= 5 gotas ou 0,5 ml /kg 1x/ao dia Maximo =até 12kg=60gotas ou 20Kg=10 ml

Novamox 2xx 400 POSOLOGIA PRÁTICA 0,25 a 0,5 ml/kg/dia div 2 doses de 12/12horas

Endosprin gotas a a salic. 1 gota/kg/dose

Fluimucil N-acetil cist 10 a 15 mg/kg/ dia xarope
prático=0,5ml/kg/dia até 5ml 3xx/dia

Globocef cefamet piv. 0,4ml/kg/dia div 2xx máximo=500mg/dose =10ml

0,2 ml/kg/dose 12/12

Ilosone Eritromicina 0,6 a 1ml/kg/dia div 3 a 4 tomadas dose max=10ml=500 mg 8/8

Leucogen Posologia Prática= 0,5 ml/kg/dose de 12/12 horas até 20ml/dose.

Novalgina Sol.oral Novalgina 0,3 ml/kg/dose de 6/6 horas

Plenax susp. cefixima= 0,4 ml/Kg/dia 1 tomada ou div.2xx
Máximo=400 mg/dia = 20 ml (0,4ml=8mg)

Prepulsid similarina = Pratica 0,2 ml/kg dose 3 a 4xx dia
PIPETA tem marca em ml e em Kg 3kg=0,6ml

Ranitidina Ranitidina dose 2 a 4 mg /kg/2xx/dia max=300mg
Dose prática= 0,3ml/kg 2xdia Max=20ml

Scaflam Nimesulid suspensão 0,5 ml/kg/dia div 2 doses
PESO/4=dose- gotas=1Kg 12/12

Silomat Plus <s 3 anos 1/4 a 1/2 med 3xxx/dia 5 a 10 gotas 3xxx/dia
>s 3 anos=1/2 a 1 med/ 3xxx/dia 10 a 20 gotas

3xxx/dia

Silomat Plus Adultos 1 copo medida 3xxx/dia 20 gotas 3xxx/dia
Zovirax Aciclovir = 20 mg/kg 5x/dia sem a noite
apres=cp 200 mg >2a 1 cp 5xxx <2a =1/2 cp

MEDICAMENTO MAIS USADOS EM PEDIATRIA AMBULATORIAL

AAS= acido acetil salicílico

Posologia -como antipirético ou analgésico: 30 a 65 mg/kg/dia de 4/4 ou 6/6
-como anti infflamatório: 80 a 100 mg/kg/dia 6/6 ou 8/8 horas

Produtos comerciais: Aas adulto cp=500 mg
Aas infantil cp=100 mg
Acetin infantil cp=100 mg
Alidor cp=500 mg
Aspirina Adulto cp=500 mg
Aspirina infantil cp=100 mg
Aspisin gotas gotas=200 mg/30 gotas 1gota=6,6 mg
Ecasil cp=500 mg
Endosprin gotas gotas=10 mg/gota
Ronal cp=500 mg

Aas = ácido acetil salicílico.
Posologia usual:
Crianças= até 50 mg/kg/dia
Apresentação cp de 100mg infantil e 500 mg adultos

AAS= acido acetil salicílico

Posologia -como antipirético ou analgésico:

30 a 65 mg/kg/dia de 4/4 ou 6/6
-como anti infflamatório: 80 a 100 mg/kg/dia 6/6 ou 8/8 horas

Produtos comerciais: Aas adulto cp=500 mg
Aas infantil cp=100 mg
Acetin infantil cp=100 mg
Alidor cp=500 mg
Aspirina Adulto cp=500 mg
Aspirina infantil cp=100 mg
Aspisin gotas gotas=200 mg /30 gotas 1gota=6,6 mg
Ecasil cp=500 mg
Endosprin gotas gotas=10 mg/gota Pratica 1 gota/kg/dose
Ronal cp=500 mg

Dose prática : 0,12 cp de AAS infantil /kg/ de 6/6 horas ex:10 kg=1,2 cp 20 k=2,4 cp

Dose prática Endosprin = 1 gota/kg/dose 6/6 horas max=50 gotas

AEROFLUX

Nome Genérico =Salbutamol+guaiafenesina
Composição =cada 5 ml contém:
guaiafenesina 100 mg
salbutamol 2 mg
citrato de sódio 60 mg

Posologia =As doses deverãoser adiministradas 3 a 4 xxx/dia
Adultos e crianças acima de 10 anos 5 ml 3 a 4 xxx/dia
crianças de 7 a 10 anoa= 1,25 a 2,5 ml 3 a 4 xxx/dia
crianças de 3 a 6 anos 1,25 ml 3 a 4 xxx/dia

Indicações =expectorante,broncodilatador,-fluidificante nas tosses improdutivas
C.Indicações =
Inf.Técnicas =beta 2 ,grupo quimico= saligenina,duração media de ação=6 horas,refratariedade após terapeutica prolongada=duvidosa
Efeitos colaterais =tremores e exitaçãoposologia=0,5 mg/kg/dia dividida 3 a 4 doses

Dose= 0,5 mg/dia
5 ml=2 mg
1 ml=0,4 mg Dose aproximada= 1 ml/kg/dia crianças e adultos
não ultrapassar doses acima.
Apresentação =vidro com 120 ml

Agarol

COMPOSICAO : cada 15 ml (colher de sopa) contem: oleo mineral leve 4,234 g; fenolftaleina 0,197 g; agar-agar 0,040 g; veiculo q.s.p. 15,000 ml.

POSOLOGIA E ADMINISTRACAO : adultos: meia a uma colher das de sopa ao deitar-se. Se necessario repetir na manha seguinte. Criancas: uma a duas colheres das de cha, segundo a idade, puro ou diluido em leite ou agua. Lactentes e gestantes: a criterio medico. Em circunstancias especiais o medico podera prescrever doses maiores, como no caso de preparo de pacientes para procedimentos radiologicos abdominais, ou menores, como seria para criancas. Agite bem antes de usar.

Agasten = Fumarato de clemastina (anti histamínico)

Via= oral
Apresentação cp 1 mg xarope 0,75mg/15 ml 5 ml=0,25mg 2,5 ml= 0,125mg

Posologia :

Crianças até 1 ano 0,125mg/dose de 12/12 horas
PRÁTICA = 2,5ml 12/12 horas
Crianc. 1a 3 anos 0,125 a 0,150/dose de 12/12 = 2,5 a 3,0 ml 12/12 horas
Crianç. 3 a 6 anos 0,250mg/dose de 12/12 horas = 5,0 ml de 12/12 horas
Crianç. 6 a 12 ano 0,375 mg/dose de 12/12 horas = 7,5 ml de 12/12 horas.
Maiores 12 anos 0,75 a 1mg/dose 12/12 horas = 15 ml 12/12 horas

ALBICON PO - Farmalab Ind. Quim. e Farm. S.A.

Para bochechos 1 colherinha de café em meio copo de água. ou tópico nas estomatites.

COMPOSICAO :biborato de sodio, clorato de potassio,
benzocaina, carbonato acido de sodio.

POSOLOGIA E ADMINISTRACAO : aplicar o po sobre o ponto lesado com uma
fralda, gaze ou cotonete umidos, ou gargarejar com a solucao (1/2 colher de po em 1/2 copo de agua).

INDICACOES :tratamento de aftas, remocao de manchas de
nicotina e tartaro, estomatites e estomatomicoses (sapinho).

APRESENTACAO : tubos com 20 g.

Allegra cp

Apresentação: cp 120 mg e cp de 180 mg
dose única diária.
Indicação: rinite alergias urticária
Lab.Hoechst

Allegra infantil 30 mg cp

Não é usado antes dos 6 anos por falta de trabalhos

Idade>=6 anos

Posologia: 6a a 12 anos= 30mg =1 cp de 12/12 horas
Indicaçãpo= anti histamínico no tratamento da alergia ex: rinite alérgica
Obs= não tem problemas com interações medicamentosas exeto com anti ácidos com hidroxido de aluminio e magnésio que reduzen a biodisponibilidade da fexofenadina.

Apresentação:cp revestidos caixa com 20 cp

Aminofilina:

Apresentação: Ampola 10 ml=240 mg 1 ml=24 mg Dose 5mg/kg/dose
Dose= 5mg/kg/dose de 6/6 horas vo ou ev.
Dose Prática em Pediatria:
Dose Prática= 0,2 ml/Kg/dose Ou 1ml/6KG dose Correr em 10 minutos.

Amoxil BD400

BD400= 0,5 ml/2kg a cada 12h Peso/4 a cada 12 horas
45mg/kg/dia 400mg/5ml

BD200= 1 ml/2kg 12 h P/2 dose

AMBROXOL

Posologia: gotas 1gota/kg/peso máximo=40 gotas
xarope até 2 anos 2,5 ml de 12/12 horas
2 a 5 anos 2,5 ml de 8/8 horas
>5 anos 5,0 ml de 8/8 horas
Via de Adim: oral e inalatória

Produtos comerciais:

NOME COMERCIAL LABORATÓRIO
APRESENTAÇÃO
Anabron Millet Roux
susp.oral 15 e 30 mg/5 ml
Fluibron Farmalab
xar.ped.15 mg/5

ABSTEN-PLUS

Nome Genérico = Diazepam 5,0 mg.

Composição = Cada comprimido de liberação cronogramada contém:
Mazindol 1,5 mg, diazepam 5,0 mg.

Posologia = Tomar 1 comprimido, 2 a 3 horas antes do almoço, ou após o café da manhã . Para
pessoas com excessivo peso corporal ou resistentes aos moderadores de apetite,
pode-se acrescentar 1 comprimido, 2 a 3 horas antes do jantar, sempre a critério
médico.

Indicações = Como moderador do apetite e coadjuvante no tratamento da obesidade.
C.Indicações = Hipersensibilidade ou idiossincrasia ao mazindol ou ao diazepam, glaucoma,
afecções graves renais, hepáticas ou cardíacas, quando o emprego deste tipo de
substância não está indicado e estados de agitação.

Apresentação = Caixa contendo 20 comprimidos.

ACALMEX A. D.

Nome Genérico = Lorazepan 1,0 mg.
Composição = Cada comprimido contém:
Lorazepan 1,0 mg;
Metilbrometo de homatropina 1,0 mg;
Tartarato de ergotamina 0,2 mg.

Posologia = Um a 6 comprimidos ao dia, de acordo com a prescrição médica.

Indicações = Nas distonias neurovegetativas .
C.Indicações =
Inf.Técnicas = Caixa com 20 comprimidos em fita aluminizadas.
Apresentação =

AEROFLUX

Nome Genérico =Salbutamol+guaiafenesina
Composição =cada 5 ml contém:
guaiafenesina 100 mg

salbutamol 2 mg

citrato de sódio 60 mg

Posologia =As doses deverãoser

adiministradas 3 a 4 xxx/dia

Adultos e crianças acima de 10 anos 5 ml 3 a 4 xxx/dia

crianças de 7 a 10 anoa= 1,25 a 22,5 ml 3 a 4 xxx/dia

crianças de 3 a 6 anos 1,25 ml 3 a 4 xxx/dia

Indicações =expectorante,broncodilatador,fluidificante nas tosses improdutivas
C.Indicações =
Inf.Técnicas =beta 2 ,grupo quimico= saligenina,duração media de ação=6 horas,refratariedade após terapeutica prolongada=duvidosa
Efeitos colaterais =tremores e exitaçãoposologia=0,5 mg/kg/dia dividida 3 a 4 doses

Dose= 0,5 mg/dia Crianças= 1 a 2 mg 3 a 4 xxx/dia.

5 ml=2 mg

1 ml=0,4 mg

Dose aproximada= 1 ml/kg/dia crianças e adultos não ultrapassar doses acima.

Apresentação = vidro com 120 ml

ALDACTONE = Espironolactona

COMPOSIÇÃO: 1 cp = 25 mg ou 100 mg de espironolactona.
INDICAÇÕES: Hipertensões,ins.cardiaca,cirrose hepática,sindrome nefrótica, edema idiopático,,tratamento do aldoteronismo primário,terapia auxiliar na hipertensão maligna,etc...
CONTRA INDICAÇÕES: insuficiencia renal aguda,hiperpotassemia,sens.a droga

Nome Comercial = ALDOMET

Nome Genérico = Metildopa MSD 250 mg.
Composição = Metildopa MSD 250 mg.

Posologia =

Indicações = Anti-hipertensivo.
C.Indicações =
Inf.Técnicas =
Apresentação = Embalagens com 30 e 100 comprimidos.

ALDROX GEL hidroxido de aluminio

Composição: Suspensão coloidal de hidróxido de alumínio

Cada 5 ml contém 300 mg de hidróxido de alumínio.

Indicações No tratamento e na profilaxia da ulcera péptica,da hiperacidez gástrica

Posologia 1 a 2 colheres de cha 5 a7 xxx/ao dia

Aldrox com trssilicato de magnésio = As mesmas indicações do aldrox,A adição do trissilicato de magnésio evita a prisão de ventre em paciemntes pré dispostos.
APRESENTAÇÃO vidros com 240 ml

ALERGO-FILINAL

APRESENTAÇÃO: adulto-frascos 100ml
infantil-frascos com 50 ml

ADULTO 5ML= 12,5 mg de cloridrato de difenidramina+35mg aminofilina.
100 mg de guanafenesina+1,0 mg de vitamina B6

INFANTIL 5ml= 12,5 mg de cloridrato de difenidramina*29,1 mg de aminofilina
60 mg de guanafenesina+0,6mg de vitamina B6

POSOLOGIA:

Adultos e >s12 anos=alergo-filinal expect.adulto= 10ml de 4/4 horas até 5x/ao dia.
1 a 2 anos=Alergo-filinal exp.inf = 5ml 2 a 4xxx ao dia
2 a 6 anos = Alergo Filinal inf = 5ml 4 a 6 xx/dia
6 a 12anos = Alergo Filinal inf = 10 ml 3 a 5 xx/dia

AMOXACILINA

Posologia: Crianças com menos de 20 kg- 20 a 50 mg/kg/dia de 8/8 horas
Crianças com mais de 20 kg-250 a 500 mg/dose

de 8/8 horas
Via de Adim: oral

Produtos comerciais:

NOME COMERCIAL LABORATÓRIO
APRESENTAÇÃO

Amoxacilina União Quimica
susp.oral 125 250 mg/5 ml
cp 250 e 500 mg
Amoxacilina Royton
susp.oral 250 mg/5 ml cp 500 mg
Amoxifar Farmoquímica
susp.oral 125 e 250 mg/ 5 ml cps=500 mg
Amoxil Smithkline Beecham
susp. 125 e 250 mg/5 ml cps 500

Hiconcil Bristol-Myers
susp 125 e 250 mg/5 ml cps 500 mg
Novocilin Aché
susp. 250 mg/5 ml cps 500 mg

AMOXACILINA +CLAVULANATO DE POTÁSSIO

Posologia: Crianças com menos de 20 kg- 20 a 50 mg/kg/dia de 8/8 horas
Crianças com mais de 20 kg-250 a 500 mg/dose de 8/8 horas
Via de Adim: oral e intra venosa

Produtos comerciais:

NOME COMERCIAL LABORATÓRIO APRESENTAÇÃO

Clavulin smithkline Beecham
frasco ampola 500 e 1000
susp.oral 125 e 250 mg/5 ml
comprimidos de 500 mg
Novamox Aché
susp.oral de 250 mg/5 ml

AMPICILINA

Posologia: Recén nascidos e crianças com menos de 7 dias: 50mg/kg/dia parenteral 12/12h
Recén nascidos e crianças com mais de 7 dias:75 mg/kg/dia parenteral de 8/8 horas
Infecções mais graves :até 8 gramas por dia.
Crianças com menos de 20 kg
via oral : 50 a 100 mg/kg/dia de 6/6 horas
via parenteral: 100 a 200 mg/kg/dia , de 6/6 horas.
Crianças acima de 20 kg: 250 a 500 mg de 6/6 horas
Via de Adim: oral e parenteral

Produtos comerciais:

NOME COMERCIAL LABORATÓRIO APRESENTAÇÃO

Ampicilina Ariston cps 500 mg sol.injetável 500 e 1000 mg
Ampicilina Bristol-Myers frasco amola de 500 e 1000 mg
Ampicilina União Química cp de 500 mg sol.inj.500 e 1000 mg.
Ampicilina Legrand susp.oral 250 mg/5ml cps 500 mg sol.inj.0,5 e 1,0 gr.
Ampifar Allergan fruntost frasco ampola 250 mg de ampicilina benzatina e 50 mg de am-

picilina sódica / frasco de 500 mg de ampicilina benzatina e 100 mg de ampicilina sódica.

Ampizan Balsâmico Allergan fruntost frasco ampola 250 mg amp.benzatina e 50 mg de ampicilina sódica. / frasco ampola de 500 mg de ampicilina benzatina e 100 mg de ampicilina sódica.

Amplofen Merck suspensão oral de 250 mg/5 ml cps de 500 mg

Binotal Bayer comprimidos de 500 mg e 1 grama

Cilipen Elofar susp.oral de 250 mg/5 ml cps de 500 mg

tandrexin Sintofarma suspensão oral de 250 mg/5 ml cp de 500 mg

AZITROMICINA

Posologia: 10mg/kg/dia , dose única diária., por 3 a 5 dias.
crianças com menos de 45 kg: 500 mg/dia dose única
Via de Adim: oral

Produtos comerciais:

NOME COMERCIAL LABORATÓRIO APRESENTAÇÃO

Azitromin Farmasa susp.oral 200 mg/5 ml cps 250 mg
Zitromax Pfizre susp.oral 200 mg/5 ml cp de 250 mg

AMICACINA

Posologia: 15 mg/kg/dia , de 8/8 ou 12/12 horas para pacientes com função renal normal
Via de Adim: Intra muscular ou endovenosa.

Produtos comerciais:

NOME COMERCIAL LABORATÓRIO
APRESENTAÇÃO

Amicacina Biochimico
fr.ampola 100 mg/2ml
ampola 500 mg/2ml e 250 mg/2 ml
Amicacina Royton
frasco amp.100,250 e 500 mg/2 ml
Novamin Bristol-Myerls
ampola 100,250,500 mg/2 ml

AMBROXOL

Posologia: gotas 1gota/kg/peso máximo=40 gotas
xarope até 2 anos 2,5 ml de 12/12 horas
2 a 5 anos 2,5 ml de 8/8 horas
>5 anos 5,0 ml de 8/8 horas
Via de Adim: oral e inalatória

Produtos comerciais:

NOME COMERCIAL LABORATÓRIO
APRESENTAÇÃO
Anabron Millet Roux
susp.oral 15 e 30 mg/5 ml
Fluibron Farmalab
xar.ped.15 mg/5 ml
sol.oral 7,5 mg/20 gotas
Mucibron Medley
solução oral 7,5 mg/20 gotas
Mucolin Knoll
xarope ped 15 mg/5
sol.oral 7,5 mg/20 gotas
Mucosolvan Boehringer De
Angeli xarope pediátrico 15 mg/5 ml
sol.oral 7,5 mg/20 gotas

AMPLICTIL=CLORPROMAZINA

Anti emético

Posologia: <s 2 anos= 1mg/kg/dia de 8/8 ou 12/12
dose máxima até 5 anos=40mg/dia
5 a 12 anos=75mg/dia qdousada im.

Apres: cp=25 100mg
ampolas 25mg/5ml 1 ml=5mg <2a=1ml/5kg
gotas 1 gota=1mg

AMPLICTIL=CLORPROMAZINA

Anti emético

Posologia: <s 2 anos= 1mg/kg/dia de 8/8 ou 12/12
dose máxima até 5 anos=40mg/dia
5 a 12 anos=75mg/dia qdousada im.

Apres: cp=25 100mg
ampolas 25mg/5ml 1 ml=5mg <2a=1ml/5kg
gotas 1 gota=1mg

Antak xarope = ranitidina

Posologia 2 a 4 mg /kg 2xx/dia

Posologia prática:
IDADE PESO FAIXA POS VOLUME EM ML/
DOSE X AO DIA
1 ano 10,1 20,2 - 40,4 1,34 - 2,68 1
colher de café 2x
2 anos 12,6 25,2- 50,4 1,68 - 3,36 2,5
ml= 2x
3 anos 14,6 29,2-58,4 1,93 - 3,86 2,5
ml 2x
4 anos 16.5 33,0-66,0 2,20 - 4,40 2,5
ml 2x
5 anos 18,8 37,6-75,2 2,5 0 - 5,0 5,0
ml 2x
9 anos 29,9 59,8-109,6 3,98 - 7,97 7,5
ml 2x
12 anos 38,3 76,6-153,2 5,10 - 10,21
10,0ml 2x

Dose prática: 0,2 ml/kg/dose 12/12 horas Máximo=10 ml 12/12 horas
Antux :
Apresentação xarope e gotas

Posologia: acima de 2 anos: Dose pediátrica: 1 mg/kg até 3xxx/dia.(total 3mg/kg/dia)

Xarope= 5 ml=30 mg 1 ml=6 mg Ou seja 1 ml/6 kg 0,16ml/kg/dose

Dose prática 0,16 ml /kg/dose 8/8
10 a 20 Kg= 3ml xarope até 3xxx/dia

21 a 30 kg = 5 ml xarope até 3xxx/dia

Gotas= cada ml=30 gotas=30 mg 1 gota=1mg
Dose prática= 1gota/kg/dose(max=20 goras)

Indicação:tosse seca improdutiva.
Superdosagem: não há relatos de efeitos adversos em superdosagens até 240mg
Pode ocaorrer taquicardia leve e transitória
sn lavagem gástrica ,carvão ativado e fluidos ev. e medidas de suporte

ASDRON=CETOTIFENO

-Indicado para o tratamento preventivo da asma
-Nao é adequado para o trat.de crises existentes.
-A acao do med.se inicia após a terceira semana de tratamento,assim se no início do tratameto ocorrer uma crise o medicamento nao deve ser interrompido.
-Durante o tratamento nao tome: bebidas alcólicas

sedativos
hipnóticos
anti alérgicos

INFORMACOES TÉCNICAS:

atividade anti anafilática devido a inibicao da

liberacaao de histamina e outras substancias mediadoras de mastócitos em especial os leucotrienos.SRS=substancia de reacao lentada anafilaxia responsável pelo aparecimento de sintomas na crise asmática.
A eficácia do cetotifeno foi estabelescida em estudos clínicos de longo termo.O medicamento reduz o número e a gravidade das crises.bem como reduz sua duracao.Em alguns pacientes as crises foram abolidas.Também foi pssível reduzir as doses de corticosteróides e ou broncodilatadores.

Novas Indicações= retarda o crescimento dos neurofibromas na doença autossomica dominante |Neurofibromatose.Reduz lesão da mucosa gástrica pelo uso de anti inflamatórios não hormonais e pelo alcool.Efetivo contra a extensão da HEPATITE ALCOÓLICA. profilaxia dos processos alérgicos respiratórios e dermatológicos.=asma, rinite alérgica,conjuntivite alérgica,dermatite atópica,alergia a droga ou alimentos(ref.bibliog. dadas pelo laboratório).

Posologia=
Adultos 1 cp 2xx/dia.as refeicoes.
criancas :
14 a20 kg 1/2 cp 2xx/dia
20 a 30 kg 1/2 cp pela manha e 1
a noite

acima 30kg 1 cp 2xx/dia

Xarope
14 a 20 kg 2,5 ml 2xx/dia
20 a 30 kg 2,5 ml pela manha e a noite
acima de 30kg 5ml 2xx/dia

Gotas 10 g 2xxdia
20 g 2xx/dia

Apresentacao: cp de 1mg ,cada ml de xarope= 0,2mg 5ml=1mg

BEPANTOL

Nome Genérico =dexpantol
Composição =dexpantol pomada- bisnagas com 30gr.
solução-frascos ccom 50 ml
Posologia =Pomada= aplicar uma camada fina,uma a 3 x/diaNas rágadas dos mamilos aplicar em compressas,imediatamente após as mamadas.
Solução=Para curativo oclusivo,irrigação ou lavagem de feridas,utilizar a solução pura ou diluida pela metade,com água destilada.Para aerososol,utilizae cerca de 5-10 ml da solução pura por aplicação.Quando for o caso,pode se associá-la a outros medicamentos.
Indicações=cicatrização e epitelização em casos de ferimentos leves tais como queimaduras e escoriações de pouca gravidade,ulceras cronicas,ul-

ceras de decúbito e fissuras anais.

Tratamento das inflama,ões da boca e faringe.

Tratamento pós operatório de feridas cirurgicas,enxertos cutâneos e erosões cervicais.

Tratamento das estomatites(eventualmente em associação com anti-infecciosos)

Prevenção e tratamento das rágdeas dos mamilos,bem como de assaduras das nádgas do lactente e do eritema solar.

Adjuvante no tratamento local das feridas.Adjuvaante como aerossol,no taratamento das vias respiratórias superiores(faringe,laringe,traquéia,bronquitesagudas e cronicas.

C.Indicações= apenas em pessoas sensíveis ao componente Dexpantol.

Inf.Técnicas=O dexpantol substância ativa do BEPANTOL é rápidamente trasformado nas células em ácido pantotenico.

Apresentação =bisnagas com 30 gr. frascos com 50 ml

BECLOSOL BECLOMETAZONA

Posologia CRIANÇAS>S 6 ANOS 400 A 600 MCG/DIA

Via Administração Inalatorória

Produtos comerciais

NOME COMERCIAL LABORATÓRIO APRESENTAÇÃO

Beclosol spray 50 mcg/puff	Glaxo
Clenil fort Jet spray 250 mcg/puff	Farmalab

BEROTEC=fenoterol

Inform. técnicas=o berotec é um medicamento broncodilatador que apresenta elevada eficácia no tratamento da asma bronquica e de outras enfermidades que sao acompanhadas de uma constricao reversivel das vias respiratórias,como bronquite cronica ou enfisema pulmonar.
A acao do berotec por inalacao inicia-se em poucos minutos aós a adiministracao e perdura por 8 horas aproximadamente.Como profilático berotec previne a constricao bronquica,induzida por esforco.
Indicacoes:
-trat.da asma
-prof.da asma por esforco
-trat.da asma cronica
C.indicacoes=hipertireoidismo,estenose aórtica,sens.a simpaticomiméticos,cardiomiopatia obstrutiva hipertrófica,taquiarritimias,hipersensibilidade ao bromidrato de fenoterol.
Precaucao=no primeiro trimestre da gravidez,só utilizar sob supervisao médica restrita.O mesmo é válido no pe'rodo imediatamente anterior ao parto por seu efeito tocolítico.=
xarope adulto
Adultos=1/2 a 1 med= 5 a 10 ml 8/8 horas
Crian.=6 a 14 anos=1/2 med=5ml 8/8 horas
xarope pediátrico
menores 1 ano=1/2 med=5 ml 2 a 3 xxx/dia
1 a 6 anos=1/2 a 1 med=5 a 10ml 3xxx/dia

6 a 14 anos=1 med=10 ml 3xxx/dia.

gotas
Adultos=10 a 20 gotas 3xxxx/dia
6 a 14 anos=10 gotas 3xxx/dia
2 a 6 anos=5 a 10 gotas 3xxx/diaaté 2 anos=3 a 7 gotas 3xxx/dia.

Para inalacao:
Adultos e criancas acima de 7 anos=>= 25kg=8 a 10 gotas em soro fisiol. 8/8h
Menores de 7 anos= 1 gota para cada 3 kg tempo de inalacao é de 5 minutos.Se após 30 minutos nao melhora a inalacao poderá ser repetida.
Apresentacao=
Gotas............... 1ml=20g........= 5,0mg de brom. fenoterol
Xar.Adulto........10ml=1med....= 5,0mg de brom. fenoterol
Xar.Ped............10ml=1med....= 2,5 mg de brom, fenoterol

BESEDAN = citrato de butamirato

POSOLOGIA: GOTAS XAROPE
2 a 6 anos 5a10
gotas 4x/dia 1/4 a 1/2 colher cha até 4x/dia
6 a 12 anos 10 a 20
gotas 4x/dia 1/2 a 1 colher chá até 4xxx/dia
Adultos 40 gotas
4xx/dia 2 colheres de chá,até 4x/dia

Apresentação: Sol.oral(gotas) frascos com 15 ml 1 ml=20 gotas=10 mg de citrato de butamirato
Xarope-120ml 5 ml=10mg de citrato de butamirato

INF:TÉCNICAS- O citrato de butamirato é um agente anti tussígeno,seu mecanismo de ação parece estar relacionado com a inibição do reflexo da tosse e atividade broncoespasmolítica e broncosecretolítica.Estudos em animais demonstraram também atividade anti inflamatória local.

Nos estudos realizados não se demonstrou efeitos analgésicos,anestésicos locais,circulatórios,respiratórios,comportamentais,e neurológicos significantes.

CONTRA INDICAÇÕES- Como na maioria dos anti tussígenos é contra indicado no edema pulmonar e enfizema bilateral extenso.

PRECAUÇÕES-não bem avalido em gestantes,não detectado no leite,Não deve ser utilizada durante a gravidez e a lactação a menos que ,a critério médico os benefícios superem os riscos em potencial para as crianças. Diabéticos-presença de sacarose e glicose. Cada 1ml de sol.oral (gotas) ou xarope contém 500mg de sacarose ou 200 mg de glicose.

Bricanyl expectorante composto

Nome Genérico =sulfato de terbutalino,guaiafenesina

Composição =Cada ml contém:

Sulfato de terbutalino 0,3 mg

guaiafenesina 13,3 mg

Posologia = Adultos=3-4,5 mg 10-15 ml 4 xxx/dia

Crianças= 0,075 mg (0,25 ml) /kg 3xxx/dia 0,25 ml/kg/dose 3xxx/dia

Indicações =asma bronquite

C.Indicações =hipersensibilidade a componentes da fórmula

Inf.Técnicas = cautela nos casos de risco de aum.susceptibilidade das aminas simpaticomiméticas como o hipertireoidismo.

Devido ao risco de hiperglicemia recomenda-se cuidado em pacientes diabéticos.

Não foram relatados efeitos teratogenicos

A terbutalina passa para o leite materno,entretanto,nas crianças em doses terapeuticas a influencia na criança é improvável.
Apresentação =xarope frascos com 100 ml

BIOSTIN

Nome Comercial =BIOSTIM
Nome Genérico =glicoproteínas extraidas de klebsiella pneumoniae

Composição =glicoproteínas extraídas de klebsiela pneumoniae 1,00mg
Excipiente qsp 1 cp ou 1 cps

Posologia =O tratamento será feito em 3 períodos de 8 dias,com intervalos de 3 semanasentre eles,a razão de 2 cp por dia no primeiro período,após 1 cp por dia durante os períodos seguintes.

Para crianças Biostin pó(conteudo da cápsula em colher) A PARTIR DOS 2 ANOS.

Indicações =No adulto=tratamento profilático das superinfecções das broncopatias cronicas.
Na criança=tratamento profiláticodas infecções respiratórias recidivantes cronicas.(a partir de dois anos ou após amigdalectomia).

C.Indicações =Como toda terapeutica nova,embora nenhum efeito embriotóxico ou teratogenico tenha sido significativo durante os experimentos animais,o biostim não é indicado para mulheres grávidas.
Não se deve usar o produto em pacientes porta-

dores de doenças auto imunes
Não deve ser recomendado para criançasmenores de 1 ano.
Não deve se utilizar prolongadamente o medicamento
Recomenda se respeeitar o esquema posológico:uso anual de 4 caixas.

Inf.Técnicas =Propriedades:
Imunomodulador ativo sobre diferentes populações celulares e sobre certos mediadores implicados na defesa antinfecção.
CÉLULAS FAGOCITÁRIAS:
polimorfonucleares:ativação de sua ação bactericida in vitro e in vivo.
Macrófagos: aumento da fagocitose(aumento da incorporação da glicosamina marcada)
Células matriz granulocítica e monocíticas:aumento das linhagens granulo-monocitárias na medula óssea e baço. in vivo.
Célula natural Killer(NK): aumentoda citoxidade natural in vitro.

IMUNIDADE HUMORAL:
linfócito b

aumento da maturação de linfócito b in vitro
in vivo associado a antígenos,estimulação das células produtoras de anticorpos,sendo esses sobretudo do tipo IgG.
No homem sendo um produto adiministrado simultaneamente a uma vacina anti-gripal

observamos um aumentodas taxas de anticorpos anti-gripais no grupo recebendo Biostina e a vacina.(ensaio duplo cego contra placebo)

IMUNIDADE CELULAR:(linfócitos T)

aumento da proliferação linfocitária em cultura linfocitária in vitro.
in vivo,aumento da hipersensibilidade retardada ao DNBC no animal.
no homem,restauraçõ ,desde o sétimo dia de tratamento da hipersensibilidade retardada cutanea
nos pacientes imunodeprimidos.(ensaios controlados duplo cego contra placebo).

Ação sobre MEDIADORES:

CSF-,interleucina,(aumento da produção de interleucina.

EM RESUMO:

-Estimula as principais etapas da fagocitose
-Aumenta a maturação dos linfócitos B produtores de anti-corpos
-Aumenta a proliferação dos linfócitos T
-Estimula a produção da Csf(colony stimulating factor) e da interleucina,considerada o primeiro sinal imunológico.

Indicado em amigdalites recidivantes,inf.ORL,rinofaringites recidivantes

Apresentação = caixas com 8 cp caixas com 8 capsulas.

BUSCOPAN=HIOSCINA

Posologia: <s 2 anos:0,03 a 0,06mg,de4/4 ou 6/6
de 2 a 10 anos=0,06 a 0,125mg de 4/4 ou 6/6
maiores de 10 anos=0,125 a 0,25 de 4/4 ou 6/6h

Via oral,im,retal

Apres. ampolas 20mg/ml
dráges de 10mg
sol.oral 10mg/ml
supositórios 10mg

manual ter.pediatrico dose prática:

Posologia: via oral:lactentes 10 gotas/dose de 8/8 horas

crianças >1a=10 a 20 gotas/dose8/8 horas

escolar= 30gotas dose 5/5 ou 8/8 horas

Via sub cutanea=im ou ev=lactentes e crianças pequenas1/4 ampola via sc. ou im. escolar 1 ampola im

Apresentação= buscopan sol.oral 10 mg/ml
drágeas de 10 mg
ampolas 20 mg/ml

BRONDILAT PEDIÁTRICO=acebrofilina

Classificação broncodilatador
Posologia crianças 1 a 3 anos: 2 mg/kg/peso/dia de 12/12 horas
3 a 6 anos: 1 med=5ml de 12/12 horas
6 a 12 anos:2 med=10 ml de 12/12 horas
Via adimin. oral
Apresentação xarope 25 mg/5 ml

CALCORT=Deflazacort
Apresentação: comprimidos de 6 mg cx com 20 cp
comprimidos de 30 mg cx com 10 cp
Composição: Cada cp cotém:

Deflazacort	6 mg
Excipiente qsp	1cp

Cp de 30 mg 1 cp contém:

Deflazacort	30 mg
Expiente qsp	1 cp

gotas cada ml contém:

Deflazacort	2,75 mg
Excipiente qsp	1,00 ml

Inform. Técnicas: Calcort é um glicocorticóide com propriedades antinflamatórias e imunossupressora indicado no tratamento de :

Doenças reumáticas

Doenças do tecido conjuntivo

Doenças dermatológicas

Estados alérgicos

Doenças respiratórias

Doenças oculares

Doenças hematológicas

Doenças gastro intestinais(clite ulcerativa-ent.regional,hep.cronica)

Doenças neoplásicas (leucemias,linfomas mielomas multiplos

Doenças neurológicas

Doenças renais

Comparado a predinisona em doses antiinflamatórias equivalentes o deflazcort proporciona:

Menor inibição da absorção de cálcio e um menor aumento na excreção urinária

Redução significativamente menor no volume ósseo trabecular e conteúdo mineral ósseo

Reduzidos efeitos diabetogênicos em pessoas normais,indivíduos com história familiar de diabetes pacientes diabéticos.

APÓS ADIMINISTRAÇÃO ORAL ,O DEFLAZACORT É BEM ABSORVIDO E IMEDIATAMENTE CONVERTIDO PELAS ESTERASES PLASMÁTICAS AO METABÓLITO ATIVO,O QUAL ALCANÇA CONCENTRAÕES PASMÁTICAS EM 1,5 A 2

HORAS. Possui ligação protéica de 40% e meis vida plasmática de 1,1 a 1,9 horas. A eliminação ocorre principalmente pelos rins,sendo 70% da dose adiministrada excretada pela urina e o restante pelas fezes.

Posologia:A dose necessária é variaável e deve ser individualizada de acordo com a doenç a ser tratada e a resposta do paciente.

Adultos: Dose inicial 6 a 90 mg/dia dependendo da gravidade dos sintomas
Crianças: 0,22 a 1,65 mg/kg/dia ou em dias alternados.

Assim como para outros glicocorticóides a suspensão do tratamento deve ser feita reduzindo-se gradativamente a dose do deflazacort.

SUPERDOSAGEM: Na superdosagem recomenda se tratamento de suporte sintomático
A DL 50 oral é maior que 4000 mg/kg em animais de laboratório.
Contra indicações Amamentação,na gravidez não existem esy.adequados(mais detalhes vide bula med.

Precauçoes e advertencias:

Os corticóides podem mascarar alguns sinais das infecções ou podem aparecer novas infecções durante o seu uso.Pacientes com infecções ativas(virus,bacterianas ou micóticas devem ser cuidadosamente controlados.Em pacientes com tuberculose ativa ou latente a terapia deve se limitar se aos casos nos quais o deflazacort é utilizado conjuntamente com o tratamento anti tuberculoso adequado.

O uso prolongado pode causar catarata posterior subcapsular ou glaucoma.

Durante o tratamento com corticóide não devem receber imunizações especialmente em altas doses,devido a possibilidade de disseminação de vacinas vivasEX:variólica, e ou falha na resposta de anticorpos.

Nome Comercial =CEDILANIDE

Nome Genérico =Deslanoside

Composição =ampolas de 2 ml/ 0,2 mg/ml

Posologia =adaptada as necessidades individuais do paciente.As injeções por via venosa devem ser aplicadas vagarosamente

Adultos digitalização rápida=(24 horas em casos de urgência)=IV ou IM 0,8-1,6 mg=4a8 ml=2 a 4 ampolas em 1-4 doses fracionadas.

Adultos digitalização lenta=3 a 5 dias=IV ou IM=0,6 a 0,8 mg diáriamente=3 a 4 ml=1 1/2 a 2 ampolas.

Terapia de manutenção=dose diária média mais variação nas doses.) IM IV é possível 0,4 mg (0,2 a0,6 mg)=2 ml= 1 a 3 mg=1/2 a 1 1/2 ampolas.

adultos,em relação ao peso corpóreo.Todavia existem diferenças consideráveis entre os pacientes,e as seguintes doses são fornecidas para orientação:

Digitalização rápida=24h casos de urtgência=IV=0,04 mg/kg diariamente em 1 a 3 doses fracionadas.

Indicações =
C.Indicações =bloqueio avcompleto,bloqueio av de segundo grau.especialmente 2:1,parada sinusal,bradicardia sinusal exessiva.
Inf.Técnicas =controle do paciente ev. dos.exessiva,não deve ser adiministrado calcio parenteral a pacientes digitalizados,,cuidado no cor pulmonale i.renalins.coronária,disturbios eletrolíticos insuficiência renal ou hepática a dose deve ser reduzida.
Apresentação =ampolas de 2ml com cada ampola=0,2 mg/ml

CELESTAMINE= mal dextr. +betametasona

posologia crianças de 2a6 anos 1/4 a 1/2 colher de chá de 8/8 horas

crianças de 6 a 12 anos 1/2 colher de chá ou 1/2 cp de 8/8 horas

crianças maiores de 6 anos e adultos 1 a 2 cp de 6/6 ou 8/8 horas

Apresentação suspensão oral e comprimidos

CELESTONE GOTAS

posologia pratica em pediatria:

20g=0,5 mg darb 4 a 8 gotas / kg/dia 0 que corresponde a 1 a 2 mg/kg/dia de predinisiona

COMPOSICAO : Betametasona 0,5 mg em cada ml (20 gotas).

POSOLOGIA E ADMINISTRACAO : a criterio medico, em dose unica ou doses
multiplas decrescentes. A dose para adultos
varia de 0,25 mg a 8 mg/dia. A dose pediatrica
inicial pode variar de 0,017 a 2,5 mg por kg de
peso corporal por dia ou 0,5 a 7,5 mg por m
\up4 2 de superficie corporal por dia.

PRECAUCOES insuficiencia supra-renal secundaria pode
ocorrer em consequencia da retirada brusca de
tratamentos prolongados ou com altas doses de
corticosteroides. Deve-se ter

cautela ao administrar corticoides a pacientes com diabetes, hipotireoidismo, cirrose, glaucoma, psicose previa, inflamacoes intestinais, insuficiencia renal, hipertensao, osteoporose, tuberculose, ulcera peptica em atividade, insuficiencia cardiaca congestiva, infeccoes hepaticas. Corticoides administrados a pacientes em pos-operatorio podem provocar retardo de cicatrizacao. Procedimentos de imunizacao nao devem ser realizados durante o tratamento com corticoides.

REACOES ADVERSAS : disturbios eletroliticos, retencao hidrica, atrofia muscular, osteoporose, aumento da pressao intra-ocular, sindrome de Cushing e eritema facial podem ocorrer.

CILERGlL - Cilag Farmacêutica - Div. de Johnson

& Johnson - Cilergil (astemizol) é apresentado na forma de comprimidos de 10 mg, e suspensão, na concentração de 1 mg/ml.
Indicações: Cilergil é indicado para tratamento da rinite alérgica, conjuntivite alérgica, urticária e outras åfecções de origem alérgica.
- Posologia: Adultos e críanças com mais de 12 anos:1 eomprimido (10 mg), uma vez ao dia. Crianças de 6 a 12 anos: 1/2 comprimido (5 mg), uma vez ao dia. Crianças de 2 a 6 anos: 2 mg (meio copo-medida = 2 ml) para cada 10 kg de peso, uma vez ao dia. - Observação: para que se obtenha absorção máxima, Cilergil deve ser administrado em jejum, antes do café da manhã.
- Apresentações: Comprimidos: embalagem com 6 comprimidos. Suspensão: frascos contendo 60 ml.

CEDILANIDE

Nome Genérico =Deslanoside

Composição =ampolas de 2 ml/ 0,2 mg/ml

Posologia =adaptada as necessidades individuais do paciente.As injeções por via venosa devem ser aplicadas vagarosamente
Adultos digitalização rápida=(24 horas em casos de urgência)=IV ou IM 0,8-1,6 mg=4a8 ml=2 a 4 ampolas em 1-4 doses fracionadas.
Adultos digitalização lenta=3 a 5 dias=IV ou IM=0,6 a 0,8 mg diáriamente=3 a 4 ml=1 1/2 a 2 ampolas.
Terapia de manutenção=dose diária média mais variação nas doses.) IM IV é possível 0,4 mg (0,2 a 0,6 mg)=2 ml= 1 a 3 mg=1/2 a 1 1/2 ampolas.

Crianças= especialmente pequenas(lactentes) requerem de um modo geral doses proporcionalmente maiores que os adultos,em relação ao peso corpóreo.Todavia existem diferenças consideráveis entre os pacientes,e as seguintes doses são fornecidas para orientação:
Digitalização rápida=24h casos de urtgência-=IV=0,04 mg/kg diariamente em 1 a 3 doses fracionadas.

Indicações =
C.Indicações =bloqueio avcompleto,bloqueio av de segundo grau.especialmente

2:1,parada sinusal,bradicardia sinusal exessiva.
Inf.Técnicas =controle do paciente ev.dos.exessiva,não deve ser adiministrado calcio parenteral a pacientes digitalizados,,cuidado no cor pulmonale i.renalins.coronária,disturbios eletrolíticos insuficiência renal ou hepática a dose deve ser reduzida.
Apresentação =ampolas de 2ml com cada ampola=0,2 mg/ml

CLENIL COMPOSITUM SPRAY Farmalab Inds. Químs. e Faims. S.A.
-. Fórmula: cada 15 gcontém dipropionato de beclometasona 0,010 ;; salbutamol 0,020 g. Cada erogação contém 50 mcg de beclometasona dipropionato e 100 mcg de salbutamol. - Indicações: asma brônquica, bronquite asmatica; bronquite erônica e enf~isema corn componente broncoespático.
- Posologia: adultos: 2 erogações 4 a 6 vc-zes ao dia ou à critério médico.
Crianças 1 a 2 erogações 2 a 4 vezes ao dia ou a critério medico.
O efeito de uma erogação de Clenil Compositum Spray, permanece pelo menos por 4 horas. Efetuar ao máximo 2 erogações de cada vez e não repetir antes de decorridas 4 horas.
Contra-indicações: o dipropionato de beclometasona é contra-indicado em infecçõcs virais e tuberculose, enquanto o salbutamol não tem contra-indicações específicas. - Apresentação: recipiente com bocal para 200 erogações provido de doseador.

CANDICORT

Nome Genérico =Corticosteroide tópico
Composição =cada grama de creme ou pomada contem 20 mg de cetoconazol e 0,5 mg de betametasona.

Posologia =tratamento topico das infeccoes cutaneas causadas por fungos e leveduras, tratamento das dermatoses em fase umida e fase seca.

Indicações =
C.Indicações =raramente foram relatadas ardencia, prurido, irritacao, ressecamento, foliculite, hipertricose, erupcoes acneiformes, hipopigmentacao, dermatite perioral, dermatite de contato, maceracao cutanea, infeccao secundaria, atrofia cutanea, estrias e miliaria.

Inf.Técnicas =
Apresentação =bisnagas com 30 g de creme e pomada.

CARDALIN

Nome Genérico =Nifedipina
Composição =cada micro comprimido contém nifedipina 10 mg

Posologia =Dose inicial 10 mg 3xxx/dia via oral de preferência antes das refeições.A dose máxima recomendada é de 180 mg/dia.

Indicações =
C.Indicações =
Inf.Técnicas =Superdosagem nos casos com hipotensão sintomática pode ser adiministrado dopamina EV,gluconato de calcio,isoproterenol, metaraminol,norepinefrinaou dobutamina.
Apresentação = cx com 30 micro comprimidos

CETOTIFENO

Posologia 6 MESES A 3 ANOS
0,5 MG DE 12/12 HORAS
ACIMA DE 3 ANOS 1 MG DE 12/12 HORAS

Via Administração ORAL

Produtos comerciais

NOME COMERCIAL LABORATÓRIO
APRESENTAÇÃO

ASDRON
gotas 1mg/ml
xarope=1 mg/5 ml
cp 1 mg

Marjan

CLARVISOL "Oculum" - Labs. Frumtost –

Cada comprimido contém: catalin 0,85 mg, Taurina 6 2 mg, ácido bórico 12 ,15
mg, Solvente especial 15 ml Indicado no tratamento e prevenção da catarata. Na
terapêutica pós o~eratoria e das cataratas traumáticas Instilar 1-2 gôtas em cada
olho, 6 vezes ao dia (com intervalos regulares de tempo). Apresentado em embalagem contendo 1 comprimido que deverá ser dissotvido no ato da utilização
do produto, e um frasco com o solvente apropriado.

CLAUDEMOR

Apresentação supositorios

Fórmula tromboplastina

procaína
benzocaína
óxido de zinco
gálato básico bismuto

Indicações hemorróidas

Modo de usar 1 supositório a cada 12
horas

Apresentação cx com 5 supositórios

CLAVULIN

amoxacilina+clavulanato de potasio

POSOLOGIA:
3 meses a 1 ano.........65mg/dose 8/8 horas
1 a 5 anos..................125mg/dose 8/8 horas
6 a 12 anos.................250mg/dose 8/8 horas

Dose Ponderal.... 20 a 50 mg/kg/dose de 8/8 horas

CLENIL NASAL AQUOSO

Composição dipropionato de beclometasona

Posologia Adultos= 1 a 2 aerogações em cada narina 2xx/dia ou de acordo com a prescrição .
Crianças >s 6 anos=1 aerogação cada narina 2 xxx/dia

Apresentação Frascos uso nasal com 20 ml=130 doses

Comentarios do fabricante:

Comprovada ação anti inflamatoria e anti alérgica
Eficácia na prevenção e no tratamento da rinite alergica perene ou sazonal e vasomotora
Redução dos sintomas da rinite(edema rinorréia

prurido)
Virtual ausencia de efeitos colaterais sistemicos

CROMOLERG-A "OCULUM"

Nome Genérico = 5 mg metanossultonato de antazolina.
Composição = Cada ml contém:
40 mg de cromoglicicato dissódico;
5 mg metanossultonato de antazolina.

Posologia = Instilar 1 gota no saco conjuntival 4 vezes ao dia.
Indicações = Na fase inicial do tratamento das afecções alérgicas conjuntivais, graças à presença
do cromoglicicato dissódico (que impede a degranulação dos mastócitos) e da
antazolina (anti-histamíco que reduz a hiperemia).
C.Indicações =
Inf.Técnicas =
Apresentação = Frasco-plástico conta-gotas com 5 ml.

CEDRIN

COMPOSICAO : Cada 5 ml contem 0,5 mg de maleato de
azatadina e 30 mg de sulfato de pseudo-efedrina
em base aromatizada de xarope, tendo metil e
propilparabeno como preservativos. Contem 7% de
alcool e 2 g de acucar. Cada dragea contem 1 mg
de maleato de azatadina e 120 mg de sulfato de
pseudo-efedrina.

POSOLOGIA E ADMINISTRACAO : adultos e criancas com mais de 12 anos: 10 a
20 ml de Cedrin, 2 vezes ao dia, pela manha e ao
deitar; criancas com 6 a 12 anos de idade: 5 ml,
2 vezes ao dia, pela manha e ao deitar, devendo
o tratamento ser iniciado com dosagem mais
baixa; criancas com 1 a 6 anos de idade: 2,5 ml,
2 vezes ao dia, pela manha e ao deitar; adultos:
1 dragea 2 vezes ao dia, pela

manha e ao deitar.

Analgesicos, antibioticos, ou ambos poderao quando indicados, ser administrados concomitantemente. - Interacoes medicamentosas: inibidores da monoaminooxidase (MAO) prolongam e intensificam os efeitos dos anti-histaminicos. O uso simultaneo de anti-histaminicos com alcool, antidepressivos triciclicos, barbituratos e outros depressores do sistema nervoso central podem potencializar os seus efeitos. A acao de anticoagulantes orais pode ser inibida pelos anti-histaminicos. Medicamentos contendo pseudo-efedrina nao devem ser administrados a pacientes tratados com inibidores da MAO ou ate 10 dias apos descontinuacao de tal tratamento.

Os efeitos anti-hipertensivos da metildopa,

mecamilamine, reserpina e alcaloide do veratrum podem ser reduzidos por simpaticomimeticos.

Tambem pode ocorrer interacao entre os agentes bloqueadores betaadrenergicos e as drogas simpaticomimeticas com efeitos depressores inesperados. Pode ocorrer aumento na atividade de marcapasso ectopico, quando a pseudo-efedrina e utilizada em associacao a digitalicos. Os antiacidos aumentam o indice de absorcao da pseudo-efedrina, enquanto o caolin o reduz.

Interferencia com testes de laboratorio: a agregacao in vitro da pseudo-efedrina com soros com a fracao MB da creatinina cianase inibe sua atividade em 6 horas.

PRECAUCOES : deve ser usado com cautela em pacientes com glaucoma, ulcera peptica estenosante, obstrucao piloroduodenal, hipertrofia prostatica ou obstrucao do colo vesical, doencas cardiovasculares incluindo hipertensao ou afeccoes isquemicas, aumento da pressao intra-ocular ou diabetes mellitus. Os pacientes nao devem executar atividades que necessitem alerta mental, tais como dirigir automoveis, operar maquinas, etc. Os anti-histaminicos podem causar vertigem, sedacao e hipotensao em pacientes com mais de 60 anos de idade. Estes pacientes tambem sao mais suscetiveis a reacoes adversas aos simpaticomimeticos. Ao se considerar o uso de um medicamento com acao prolongada ou repetida em pacientes nesta faixa etaria devera antes ser usado um simpaticomimetico de acao curta. Nao exceder as doses recomendadas. Sera necessaria reavaliacao medica caso os sintomas persistam. A seguranca para uso durante a gravidez nao foi determinada.

Nao devera ser administrado a mulheres lactantes.

REACOES ADVERSAS : Sonolencia e o efeito colateral mais frequente. Reacoes adversas com anti-histaminicos variam em incidencia e gravidade em cada paciente e podem ser cardiovasculares, hematologicas, neurologicas, gastrintestinais, geniturinarias e respiratorias, assim como alteracoes do humor.

Os efeitos mais comuns sao sedacao, sonolencia, vertigem, disturbios na coordenacao, desconforto epigastrico e espessamento de secrecoes bronquicas, erupcao cutanea e boca seca. Os simpaticomimeticos tem sido associados a tremor, ansiedade, tensao, fraqueza, palidez, dispneia, disuria, insonia, estimulo ou depressao do sistema nervoso central, convulsoes, arritmias e falencia cardiovascular com hipotensao. Reacoes do tipo efedrina em individuos hiper-reativos incluem: palpitacoes, taquicardia, hipertensao, cefaleia, vertigem ou nausea.

CONTRA-INDICACOES : em recem-natos e prematuros ou em criancas com menos de 1 ano de idade, em maes durante a lactacao, em pacientes com glaucoma de angulo agudo, retencao urinaria e em tratamento com inibidores da MAO, hipertensao, doenca coronariana grave, hipertireoidismo, ou nos que

tem hipersensibilidade ou idiossincrasia aos
componentes do produto, a agentes adrenergicos
ou a outros medicamentos de estruturas quimicas
semelhantes.

INDICACOES : descongestionante - anti-histaminico. - no
alivio dos sintomas da congestao mucosa das vias
respiratorias altas, tais como rinites alergicas
perene e sazonal e no tratamento sintomatico da
congestao da mucosa respiratoria associada ao
resfriado comum.

APRESENTACAO : frasco com 100 ml. Estojo com 1 blister de 10
drageas.

CEDILANIDE

Nome Genérico =Deslanoside
Composição =ampolas de 2 ml/ 0,2 mg/ml

Posologia =adaptada as necessidades individuais do paciente.As injeções por via venosa devem ser aplicadas garosamente
Adultos digitalização rápida=(24 horas em casos de urgência)=IV ou IM 0,8-1,6 mg=4a8 ml=2 a 4 polas em 1-4 doses fracionadas.
Adultos digitalização lenta=3 a 5 dias=IV ou IM=0,6 a 0,8 mg diáriamente=3 a 4 ml=1 1/2 a 2 polas.
Terapia de manutenção=dose diária média mais variação nas doses.) IM IV é possível 0,4 mg (0,2 a 6 mg)=2 ml= 1 a 3 mg=1/2 a 1 1/2 ampolas.

Crianças= especialmente pequenas(lactentes) requerem de um modo geral doses Proporcionalmente maiores que os adultos,em relação ao peso corpóreo.Todavia existem diferenças consideráveis entre os pacientes,e as seguintes doses são fornecidas para orientação:
Digitalização rápida=24h casos de urtgência-=IV=0,04 mg/kg diariamente em 1 a 3 doses fracionadas.

Indicações =
C.Indicações =bloqueio avcompleto,bloqueio av de segundo grau.especialmente 2:1,parada sinusal,bradicardia sinusal exessiva.

Inf.Técnicas =controle do paciente ev.dos.exessiva,não deve ser adiministrado calcio parenteral a pacientes digitalizados,, cuidado no cor pulmonale i.renalins.coronária, disturbios eletrolíticos insuficiência renal ou hepática a dose deve ser reduzida.
Apresentação =ampolas de 2ml com cada ampola=0,2 mg/ml

CEFIXIMA

Posologia: oral 8 mg/kg dose única diária
comprimidos 400 mg dose única diária

Via de Adim: oral

Produtos comerciais:

NOME COMERCIAL LABORATÓRIO
APRESENTAÇÃO

Plenax Merck
susp.oral 100 mg/5 ml cp de 400 mg

CEFOPERAZONA

Posologia: neonato 100 mg/kg/dia de 12/12 horas
crianças 50 a 200 mg/kg/dia de 6/6 8/8 ou 12/12 horas

Via de Adim: IV

Produtos comerciais:

NOME COMERCIAL	LABORATÓRIO
APRESENTAÇÃO	
Cebofid	Pfizer
frasco ampola de 1,0 e 2,0 g	

CEFOTAXIMA

Posologia: bebes e crianças com menos de 12 anos: 50 mg a 100 mg/kg/dia
infecções severas: 150 a 200 mg /kg/dia
prematuros dose máxima: 50 mg/kg/dia

Via de Adim: IM EV

Produtos comerciais:

NOME COMERCIAL LABORATÓRIO
APRESENTAÇÃO

Claforan Hoechst
frasco ampola 0,5 e 1,0 grama

CEFOXITINA

Posologia: acima de 3 meses:
20 a 40 mg/kg/dia de 6/6 horas ou 8/8 horas

Via de Adim: IM EV

Produtos comerciais:

NOME COMERCIAL APRESENTAÇÃO	LABORATÓRIO
Mefoxin frasco amp=1,0 e 2,0 g	Merck Sharp&Dome

CEFPROZIL

Posologia: 30 mg/kg/dia de 12/12 horas
Via de Adim: oral

Produtos comerciais:

NOME COMERCIAL APRESENTAÇÃO	LABORATÓRIO
Cefzil suspensão 250 mg/ml	Bristol Myers-Squibb

CEFTAZIDIMA

Posologia: Rn até 7 dias: 60 a 100 mg/kg/di de 8/8 ou 12/12
rn com +7 dias: 60 a 150 mg/kg/dia de 8/8 ou 12/12 horas
crianças: 90 a 150 mg/kg/dia de 8/8 ou 12/12 horas

Via de Adim: IM e EV

Produtos comerciais:

NOME COMERCIAL APRESENTAÇÃO	LABORATÓRIO
Fortaz frasco ampola de 1,0g e 2,0 g	Glaxo
Kefadin frasco ampola de 1,0 g	Lilly

CEFTRIAXONA

Posologia: rn até 14 dias:20 a 50 mg/kg/dia , dose única
rn e crianças menores de 12 anos: 20 a 80 mg/dia, dose única diária

Via de Adim: IM e EV

Produtos comerciais:

NOME COMERCIAL LABORATÓRIO APRESENTAÇÃO

Rocefin Roche
frasco amp p/inf IM 0,25 0,5 e 1,0 g

frasco amp p/ inf EV 0,5 e 1,0 g

CEFUROXIMA

Posologia: Via oral :crianças >s 3 meses 125 mg/dose de 12/12 horas
No taratamento da otite média e em crianças maiores de 2 anos 250 mg/dose 12/12 horas.

Via IM e IV lactentes e crianças maiores: 30-100 mg/kg/dia 8/8 ou 12/12
Rn=30-100 mg/kg/dia de 8/8 ou 12/12

Nas primeiras semanas de vida,a meia vida pode ser 3 a 5 vezes maior que a do adulto.

Via de Adim: oral Im e Ev

Produtos comerciais:

NOME COMERCIAL LABORATÓRIO
APRESENTAÇÃO

Zinacef Glaxo
frasco ampola 750 mg
Zinnat Glaxo
susp.oral 125 mg/5 ml
cp de 250 mg

CLINDAMICINA

Posologia: VIA IM e EV : 15 a 25 mg/kg/dia
Em infecções graves pode se aumentar até 25 a 40 mg/kg/dia
Via de Adim: IM e EV

Produtos comerciais:

NOME COMERCIAL LABORATÓRIO
APRESENTAÇÃO

Dalacin C Rhodia
sol injetável 150 mg

CLORANFENICOL

Posologia: rn até 7 dias 25 mg/kg/dia de 12/12 horas
rn com mais de 7 dias 25 a 50 mg/kg/dia de 12/12 horas
crianças 50 a 100 mg/kg/dia de 6/6 ou 8/8 horas
Via de Adim: oral ev

Produtos comerciais:

NOME COMERCIAL LABORATÓRIO APRESENTAÇÃO

Cloranfenicol Biochimico
drageas 250 mg
Cloranfenicol Ariston
frasco ampola 1,0 g
Quemicetina Carlo Erba
xarope 150 mg/5
capsulas 250 e 500
solução injetável 1,0 g
Sintomicetina I.Q.C.
capsulas 250 mg frasco ampola 1,gr

CLORIDRATO DE TETRACICLINA

Posologia: VIA oral crianças>s9 anos 25-50 mg/kg/dia não ultrapassar1-1a 2g
Via Im cr.>s8 anos <40 kg 15-25 mg/kg/dia até o máx 250 mg numa única inj
ou em 2 aplicações
Via IM cria>8anos>40kg 250 mg/24 horas ou 300mg 12/12horas

Via de Adim: oral,IM e EV

Produtos comerciais:

NOME COMERCIAL LABORATÓRIO APRESENTAÇÃO

Cloridrato de tetraciclina Biochimico
susp.oral 12,5 mg/ml
Cloridrato de tetraciclina Medic
capsulas 500 mg
Tetraciclina Farmoquimica
capsulas de 500 mg
Tetraciclina Inaf
ampolas 250 e 500 mg
Tetraciclina Medic
susp.oral 250, 500 mg/5
capsulas 250 e 500 mg

Calcium sandoz

Composição:
5 ml de xarope contem: 0,520 g de gluconato de calcio e 1,213 g de lactobionato de calcio (equivalente a 108 mg de calcio ionizavel). Adocantes: 750 mg de sorbitol a 70% e 2,5 mg de sacarina.

Posologia:
ate 3 anos: 10 a 25 ml ao dia; 4 a 12 anos: 30 a 45 ml ao dia; adultos: 45 ml ao dia (sempre em doses divididas). Nos estados de deficiencia grave de calcio, ate 75 ml ao dia. Criancas em fase de crescimento rapido: podem necessitar de doses de adultos.

Reações adversas:

disturbios gastrintestinais leves.
Precauções: em pacientes com hipercalciuria leve, disfuncao renal leve ou moderada ou com historico de depositos urinarios, e necessaria a monitorizacao da excrecao urinaria de calcio e, se preciso, a reducao da dose de calcio ou a suspensao do tratamento. Evitar altas doses de vitamina D. - Interacoes: tetraciclinas ou fluoretos, vitamina D, bloqueadores de calcio e digitais. A ingestao de espinafre, cereais, leite e seus derivados pode diminuir a absorcao de calcio.

Contra indicações:

hipersensibilidade ao medicamento;hipercalcemiahipelipidemia.

Indicações:

aumento da demanda de calcio (crescimento,gravidez e lactacao); tetania latente; raquitismo; osteomalacia (adjuvante). Afeccoes alergicas (adjuvante); prevencao da desmineralizacao ossea pre e pos-menopausica; osteoporose de origem variada (adjuvante).

Apresentação: frasco com 200 ml.

CETAPHIL

Composição:
metilparabeno
propilparabeno
álcool cetílico
álcool estearílico
lauril sulfato de sódio
água desionizada
butilparabeno

Modo de usar: Aplique generosamente sobre a pele massageando a suavemente até produzir espuma.
remova o exesso com toalha macia.Nao é necessário enxaguar a pele depois da aplicação (Part.recomendo enxague.!

Apresentação frascos com 120 ml

COMBIRON

Nome comercial=COMBIRON

Composição:

cada dragea contem 400 mg de sulfato ferroso 100 mg de acido ascorbico, 2 mg de acido folico 25 mcg de cianocobalamina, 4 mg de cloridrato dE tiamina, 1 mg de riboflavina, 1 mg de cloridrat o de piridoxina, 10 mg de nicotinamida e 2 mg de pantotenato de calcio. Cada 10 ml contem 260 ml de sulfato ferroso, 50 mg de acido ascorbico, 2 mcg de cianocobalamina, 4 mg de cloridrato de tiamina, 1 mg de riboflavina, 10 mg de nicotinamida e 1 mg de acido pantotenico (com d-pantenol)

Posologia:

a CRITERIO MEDICO
Reações adversas:
pacientes mais sensiveis quando submetidos ao tratamento com sais de ferro podem ocasionalmente apresentar disturbios gastrintestinais, tais como nauseas, vomitos, diarreias e constipacao. Nesses pacientes a reducao da dose diaria ou a administracao imediatamente apos as refeicoes minimiza esses possiveis efeitos. Reacoes alergicas tem sido raramente reportadas apos o uso oral do acido folico. manifestacoes tipo sensacao de calor e rubor na face podem ocorrer em percentuais bastante reduzidos devido a nicotinamida.

Contra indicações:

hipersensibilidade comprovada a algum dos componentes da formulacao.
Indicações:

anemias ferroprivas nutricionais.
Apresentação:

cartuchos com 30 drageas e frascos com 12 ml.

CROMOLERG

Nome Comercial = CROMOLERG-A "OCULUM"

Nome Genérico = 5 mg metanossultonato de antazolina.

Composição = Cada ml contém:
40 mg de cromoglicicato dissódico;
5 mg metanossultonato de antazolina.

Posologia = Instilar 1 gota no saco conjuntival 4 vezes ao dia.

Indicações = Na fase inicial do tratamento das afecções alérgicas conjuntivais, graças à presença
do cromoglicicato dissódico (que impede a degranulação dos mastócitos) e da
antazolina (anti-histamíco que reduz a hiperemia).
C.Indicações =
Inf.Técnicas =
Apresentação = Frasco-plástico conta-gotas com 5 ml.

CLAFORAN=cefotaxima

Posologia:manual nestle ped bebes e crianças -12anos 50 a 100 mg/kg/dia de 6/6 a 12/12

Infecções severas= 150 a 200 mg/kg/dia

Prematuros dose máxima= 50 mg/kg/dia.

Posologia Rn ate 7 dias 100mg/kg/dia de 12/12 h

Rn + 7dias 150mg/kg/dia de 8/8 horas

Criancas:50 a 180 mg/kg/dia de 4/4 ou 6/6 horas

Obs-Infecções onde haja risco de vida doses podem variar até 150 a 200 mg/kg

Via: im.ev.
Apresentação=frascos 500 mg e 1grama com diluente para uso ev ou im.
Laboratório- Hoechst
OBS: A academia americana de pediatria recomenda claforan para tratamento de meningite devido à sua comprovada eficácia farmacocinética e perfil de segurança (nota do laboratório)

EFICACIA: 1995. trab.laboratorio

Meningite 97%

Septissemia	99%
Pneumonia	97%
Osteomielite	96%
Inf.Urinária	90%

CLARICID=claritromicina

Posologia:

7,5 mg/kg/dia ,de 12/12 horas 0,3 da susp.rec.kg/dose 2xx/dia

máximo=500mg

via=oral

apres=susp. 125mg/5ml cp revest.250mg

Apresentação 125mg/5 ml

Posologia= 7,5 mg/kg/ dose de 12/12 horas

posologia recomendada para crianças de 6 meses a 12 anos é de 7,5 mg/kg=0,3 ml da suspensão reconstituída por quilo 2xx/dia até o máximo de 500 mg 2xx/dia.
Nova apresentação com pipeta dosadora de 5 ml graduada.

Informações técnicas=antibiótico do grupo dos macrolídeos,ação anti bacteriana através da sua ligaçãoas substancias ribossomicas dos agentes patogenicos sensíveis suprimindo-lhes a síntese proteica.

Atividade: streptococcus agalactiae

Streptococcus pyogenes

Streptococus viridans

Streptococus pneumoniae

Haemophilus influenza

Haemophilus parainfluenza

Neisseria gonorrheae

Listéria monocytogenes

Legionella pneumophila

Mycoplasma pneumoniae

Campylobacter pylori

Campylobacter jejuni

Chlamidia trachomatis

Branhamella catarrhalis

Bordetella pertussis

Stafilococcus aureus

Propionibacterium acnes

Dados em vitro mostraram atividade significativa a duas importantes micobactérias:

Mycobacterium avium e Mycobacterium leprae

A claritromicina possui atividade superior a da eritromicinapara a maioria das cepas testadas sendo de 2 a 10 vezes mais eficaz em vários modelos expirementaisde infecções em animais.

Indicações: está indicada para tratamento de infecções de vias aéreas superiores e inferiores,infecções de pele e tecidos moles.todos por microorganismos sensíveis a claritromicina.

CLARITIN=LORATADINE

Posologia=

adultos e >s12anos 1cp ou 2med=10ml 1x/dia
criancas 2 a 12 anos
<s de 30kg 5ml 1x/dia
>s de 30 kg 10 ml 1x/dia

Apresentacao=cp=10mg de loratadine
cada 5ml=5mg de loratadine 3 3g acucar granulado
Indicacoes=urticária cronica,rinite alérgica
GOBOCEF =Cefetamet Pivoxil,cloridrato
Posologia crianças com menos de 12 anos 10 mg/kg de 12/12 h (não ultrapassar 500 mg/dose)
crianças com mais de 12 anos e adultos 500 mg 12/12 horas

Via Adiministração oral

Apresentação susp.pediátrica 250 mg/5 ml
VIDROS DE 60 ML
comprimidos 500 mg

CAIXAS COM 8 CP
GLOBOCEF - Prods. Roche Quims. Farms. S.A.

COMPOSICAO :

Comprimidos de 500 mg (correspondendo a 362,6

mg de cefetamet).

Suspensao pediatrica em frascos de 100 ml (frascos contendo 85g da
substancia em po), contendo 250 mg de cloridrato
de cefetamet pivoxil em 5 ml, apos reconstituicao com agua, correspondendo a 181,3
mg de cefetamet.

POSOLOGIA E ADMINISTRACAO :
Dosagem padrao: Adultos e criancas acima de doze anos: 500 mg, duas vezes ao dia. Criancas com menos de 12 anos: 10 mg/kg, duas vezes ao dia. Em infeccoes complicadas do trato urinario, a dose diaria total pode ser administrada como dose unica, uma hora antes ou apos a refeicao da noite. Na uretrite gonococica em homens e cistite nao complicada em mulheres, uma dose unica de 1.500-2.000 mg, antes ou apos uma refeicao (no caso da cistite, de preferencia a noite), e suficiente para erradicar o patogeno.

Instrucoes posologicas especiais: Idosos: As doses recomendadas para idosos sao as mesmas que
as recomendadas para pacientes adultos.
Posologia em criancas (dose padrao: 10 mg/k):
menos de 15 Kg,\tab + colher-medida, 2 x dia;
16-30 kg,\tab 1 colher-medida, 2 x dia;\tab
31-40 kg,\tab 1+ colher-medida, 2 x dia; com

mais de 40 kg\tab 2 colheres-medida, 2 x dia. Criancas com ate 12 anos: a dose nao deve ultrapassar 500 mg duas vezes ao dia. Insuficiencia renal: As concentracoes plasmaticas de cefetamet em estado de equilibrio medio (steady-state) aumentam em presenca de
funcao renal comprometida. Entretanto, cefetamet
e bem tolerado, tornando-se necessario o ajuste da dose apenas em pacientes com insuficiencia renal moderada a severa (ClCR <40 ml/min). Recomenda-se o seguinte esquema de dose para pacientes adultos: em pacientes com clearance de
creatinina maior de 40 ml/min, dose recomendada
de 500 mg de 12/12 horas; clearance entre 10 a
40 ml/min, dose recomendada de 125 mg de 12/12
horas; clearance menor de 10 ml/min, dose
inicial de 500 mg, posteriormente 125 mg de
24/24 horas. Em pacientes com clearance da
creatinina de menor de 10 ml/min, recomenda-se a
dose padrao normal (500 mg) como dose inicial,

no primeiro dia de tratamento. Em pacientes sob hemodialise intermitente, uma dose padrao de 500 mg deve ser administrada no final de cada sessao de hemodialise. Insuficiencia hepatica: Pacientes com insuficiencia hepatica sem ascites devem receber a dosagem padrao recomendada. Instrucoes de uso: Comprimidos: os comprimidos devem ser ingeridos a cada 12 horas, uma hora antes ou apos uma das refeicoes.

APRESENTACAO : Comprimidos de 500 mg: caixas com 8 comp. Suspensao pediatrica 250 mg/5 ml: frascos contendo 100 ml de suspensao, apos reconstituicao com agua.

Acoes Terapeuticas : Antibioticos sistêmicos

DESCON

Composição:

cada 5 ml contém:(solução)
paracetamol 120 mg
Cloridrato de fenilpropanolamina 10 mg
Maleato de clorfenamina 0,75 mg

Gotas: cada ml=25 gotas=
paracetamol 160 mg
Cloroidrato de fenilpropanolamina 13,30 mg
Maleato de clorfenamina 1,00 mg

Indicações:

Analgésico,anti histamínico e descongestionante
Afecções agudas febris das vias respiratórias SUPERIORES,rinofaringites,laringotraqueites,traqueobronquites
nas sinutes agudas,sub agudas e cronicas
No resfriado comun,nos estados congestivos das vias respiratórias e das conjuntivas
Na rinite vasomotora e na febre do feno
Terapia sintomática da gripe

Propriedades:

Fenilpropanolamina: É um simpáticomimético de ação prolongada com ação semelhante a efedrina,porém produz menos estimulação do SNC.Possua acentuada atividade vasoconstrictora ,descongestionante das mucosas e efeito espasmoítico ao nível bronquico e bromquiolar.

Paracetamol: ação anti pirética e analgésica

Clorfenamina: Anti histamínico de notável atividade e ótima tolerância,proporcionandoacentuado efeito benéfico sobre a mucosa do trato respiratório.

CONTRA INDICAÇÕEs:

-hipersensibilidade aos componentes da fórmula
-Pacientes com hipertensão arterial grave
-Coronariopatias graves
-Glaucoma
-Hipertireoidismo
-Diabete mélitus
-Insuficiência cardíaca,pacientes recebendo ou tenham recebido monoaminooxidases nos últimos 14 dias.

Posologia:

até 6 kg 2,5 ml ou 10 goras cada 6 horas
6 a 10 kg=2,5 ml ou 10 gotas cada 4 ou 6 horas

10 a 20 kg= 5 ml ou 20 gotas cada 6 horas.
>s 20 kg=5 ml ou 20 gotas cada 4 ou 6 horas

Apresentação: Gotas frascos com 10 ml
Solução= frascos com 100 ml
Reações Adversas:

Indivíduos reativos podem apresentar sintomas semelhantes a uma reação da efedrina tais como: taquicardia,palpitações,cefaléia,tonturas,nauseas, Os sinpáticomiméticos tem sido associados com certos efeitos adversos: tremos ansiedade,nervosismo,inquietude,astenia,palidez,dificuldade respiratória,disúria,insonia,alucinações,convulsão,depressão do SNC,arritimisa colapso cardiovascular.
Os efeitos mais comuns dos anti histamínicos são sedação, fadiga,tonturas,hipotensão,fraqueza muscular e incoordenação.
os efeitos adversos do paracetamol são geralmente leves: trastornos gastro intestinais e reações alérgicas,tem sido relatados casos de reações hematológicas.

SUPERDOSAGEM:

-induzir a emese=xarope de ipeca,exeto inconscientes,carvão ativado,se vomito contra indicado fazer a lavagem gástrica.O tratamento dos sinais e sintomas deve ser de suporte e sintomático.
O tratamento com ACETILCISTEÍNA deve ser feito se ingerir mais de 150 mg de paracetamol por /kg/peso

Mais detalhes vide bula do medicamento.

DIGOXINA

oral ATAQUE dose manutencao

Prematuros... 0,035mg/kg 25% da dose ataque div.2 doses diarias
Rn................ 0,05mg/kg 25 a 35% div 2 doses
<2anos.......... 0,05 -0,07mg/kg
>2anos......... 0,03-0,05mg/kg iden

IM EV......... 75 a 80% da dose oral

Apresentacao= cp=0,25mg
elixir ped=1ml=0,05mg Prático=1ml/kg
sol.oral 1ml=0,5mg=25gotas

Nome Comercial = DOGMATIL gotas pediátricas
Nome Genérico = sulpiride
Composição = N-etil-1-pirrolidinil-2 metil metoxi-2 sulfamoil-5 benzidamina(fórmula original dos laboratórires Delagrnge paris-france frascos com 10 ml cada ml=sulpiride.....0,02 g. 1 GOTA= 1 MG

Posologia = lactentes e crianças pequenas 1 a 3 gotas/kg/24 horas
crianças >s= 5 a 10 mg /kg/peso/24 horas 1GOTA= 1 MG.
adiministrar dogmatil em 3xxx/dia preferível-

mente antes das refeições.
Indicações =Distúrbios de comportamento,inaptação escolar,anorexia,distonias est. depressivos,instabilidade de humor,psicoastenias,etc...
C.Indicações =não foram evidenciadas,exelente tolerabilidade.
Inf.Técnicas =abster se de prescrever em portadores de feocromocitoma.,não deve ser associado a atropínicos para não interferir em seus sintomas.espasmos ocasionais raros em susceptíveis
tratados anteriormente com neurolépticos.(exepcional)Embora muito raramente foram observadas alterações do sono e excitação.
Apresentação = frascos com 10 ml

DIMETAPP

Posologia

Pediatrico= 2g/kg/peso 3 xxx/dia
Adulto= 5 a 10 ml 4xxx/dia elixir
Adulto= 1 a 2 cp 4xxxx/dia cp
Adulto=1 dragea AP 2xx/dia Dragea AP

Apresentação Cp cx com 24 cp
Drageas= cx com 12 drageas
Elixir= vidros com 120 ml

Gotas=vidros com 20 ml

Obs Sintomático gripes e resfriados.

DIPROSPAN

Composição: Cada ml contem 5 mg de dipropionato de betametasona e 2 mg de fosfato de betametasona.

Posologia:

indicado para administracao sistemica intramuscular, local, intra-articular ou lesional. As doses sao variaveis conforme a patologia e a gravidade da mesma. Administracao sistemica: 1 a 2 ml via intramuscular, profundamente na regiao glutea. Administracao local: misturar na seringa com lidocaina ou procaina a 1% ou 2%, evitando usar formulacoes que contenham metilparabeno, propilparabeno ou fenol. Para bursite, tenossinovite, peritendinite e tendinite, recomenda-se 1 a 2 ml. Artrite reumatoide e osteoartrite: 0,5 a 2,0 ml. Administracao intra-articular: a dose depende do Tamanho da articulacao: para articulacoes grandes (joelho, ombro, quadril) e de 1 a 2 ml; para articulacoes medias (cotovelo, carpo e tornozelo) e de 0,5 a 1 ml e para articulacoes pequenas dos pes e das maos e de 0,25 a 0,5 ml. Administracao lesional em afeccoes dermatologicas: a dose intradermica e de 0,2 ml por cm \up4 2 e a dose total nao devera exceder 1,0 ml por semana.

Reações adversas:

Contra indicações:

infeccao sistemica por fungos,hipersensibilidade ao produto, areas infectadas, articulacoes instaveis.

Indicações:
Em afeccoes agudas e cronicas sensiveis a corticoterapia. A atividade terapeutica imediata e fornecida pelo fosfato, que e rapidamente absorvido, e a atividade prolongada e fornecida pelo dipropionato que e lentamente absorvido.

Apresentação:

DOGMATIL

Nome Comercial = DOGMATIL gotas pediátricas
Nome Genérico = sulpiride

Composição = N-etil-1-pirrolidinil-2 metil metoxi-2 sulfamoil-5 benzidamina(fórmula original dos laboratórires Delagrnge paris-france
frascos com 10 ml cada ml=sulpiride.....0,02 g. 1 GOTA= 1 MG

Posologia = lactentes e crianças pequenas 1 a 3 gotas/kg/24 horas
crianças >s= 5 a 10 mg /kg/peso/24 horas 1GOTA= 1 MG.

adiministrar dogmatil em 3xxx/dia preferívelmente antes das refeições.

Indicações =Distúrbios de comportamento,inaptação escolar,anorexia, distonias est.depressivos,instabilidade de humor,psicoastenias,etc...
C.Indicações =não foram evidenciadas,exelente tolerabilidade.

Inf.Técnicas =abster se de prescrever em portadores de feocromocitoma.,não deve ser associado a atropínicos para não interferir em seus sintomas.espasmos ocasionais raros em susceptíveis

tratados anteriormente com neurolépticos. (exepcional)Embora muito raramente foram observadas alterações do sono e excitação.
Apresentação = frascos com 10 ml

DRAMIN

Nome Comercial = DRAMIN
Nome Genérico = 100 mg de dimenidrinato.

Composição = 100 mg de dimenidrinato.

Posologia = Um comprimido, cada 5 horas. Em caso de viagem, 1 comprimido, 1/2 a 1 hora antes da mesma.

Indicações = Nas náuseas e vômitos da gravidez; na profilaxia e tratamento das cinetoses e suas manifestações: Enjôos de mar, de trem, de avião e de automóvel; no controle profilático e na terapêutica das pertubações vestibulares; nas pertubações observadas após os tratamentos radioterápicos intensivos; na prevenção e tratamento das náuseas e vômitos no pré e pós operatórios; no tratamento das labirintites e nos estados vertiginosos de origem central.

C.Indicações =
Inf.Técnicas =
Apresentação = Comprimidos: Envelopes com 4.

PEDIATRIA: = 5 mg/kg/dia não ultrapassar 30

mg/dia

=Via= oral im

=Dramin ampolas (BIK Quimica) ampolas 50 mg cp/100 mg

=Dramin B6 ampolas de 50 mg cp de 50 mg

=Dramin B6D.L. ampolas com 30 mg/10 ml

Posologia prática do dramin 0,1 ml/2kg/dose 8/8 horas

DECADRON= Dexametasona

Posologia= oral infantil= 0,5 a 9mg/dia 2 a 4 tomadas
IM= pode variar até 16 mg/dia.
APRESENTAÇÃO: cp 0,5 0,75mg e 1,5 mg ,líquido=0,5 mg/5ml 1 ml=0,1mg
ampolas 2mg frasco ampola=4mg ,8 mg
EQUIVALENCIA:

1,5 mg Dexametasona= 8,5 mg de metilpredinisolona
8,0 mg de triancinolona
10 mg de predinisolona
40 mg de hidrocortisona
DIGESAN PEDIATRICO= bromoprida

Dose= 0,5 a 1,0 mg/kg/dia

Apresentação solução gotas 6 gotas=

1 mg
cx 6 sup.inf 1 sup=10 mg

Dose Prática= 1 a 2 gotas/kg/dose 8/8 horas

DOGMATIL gotas pediátricas

Nome Genérico = sulpiride
Composição = N-etil-1-pirrolidinil-2 metil metoxi-2 sulfamoil-5 benzidamina(fórmula original dos laboratórires Delagrnge paris-france
frascos com 10 ml cada ml=sulpiride.....0,02 g. 1 GOTA= 1 MG

Posologia = lactentes e crianças pequenas 1 a 3 gotas/kg/24 horas
crianças >s= 5 a 10 mg /kg/peso/24 horas 1GOTA= 1 MG.
adiministrar dogmatil em 3xxx/dia preferívelmente antes das refeições.
Indicações = Distúrbios de comportamento,inaptação escolar,anorexia,distonias est.depressivos,instabilidade de humor,psicoastenias,etc...
C.Indicações = não foram evidenciadas,exelente tolerabilidade.

Inf.Técnicas=abster se de prescrever em portadores de feocromocitoma.,não deve ser associado a atropínicos para não interferir em seus sintomas.espasmos ocasionais raros em susceptíveis tratados anteriormente com neurolépticos. (exepcional)Embora muito raramente foram observadas alterações do sono e excitação.
Apresentação = frascos com 10 ml

ENDOFOLIN= ácido fólico

Composição: Sol oral 1 ml ácido fólico 0,2 mg
ácido ascórbico 50,0 mg
excipiente açucar
Líquido 1 med=5ml
ácido fólico 2 mg
ácido ascórbico 200mg
excipiente açucar

Comprim. 1 cp
ácido fólico 2mg
excipiente=lactose

ácido fólico 5mg
excipeiente=lactose

Posologia: gotas: prematuros e lactentes 0,25 a 0,5 ml/dia
crianças de 2-4 anos 0,5 a 1,0 ml/dia
crianças acima de 4 anos 1 a 2 ml/dia

líquido
Crianças e adultos 1/2 med=2,5 ml a 1 med=5ml/dia

cp 1 cp 2mg ou 5 mg/dia
Informações técnicas:

O ácido fólico medicamentoso é conhecido também como ácido pteroilglutâmico.Difere essenci-

almente do ácido fólico alimentar,uma vez que esta na forma monoglutâmico,enquanto que o ácido fólico alimentar esta na forma poligluta-mato.
Uma vez absorvido o ácido fólico se trasforma rápidamente em sua principal forma ativa,
o ácido tetrahidrofólico. para se obter a estabilidade do ácido fólicoem solução aquosa é necessário manter um ph adequado,o que foi conseguido através da associação do ácido
ascórbico na formulação.

Fontes na natureza= Embora seja encontrado em quase todos os alimentos,em pequenas quantidades sob a forma de poliglutamatos o grande impecilho é o cozimento da maioria dos alimentos.O cozimento e a fervura inativam o ácido fólico.
O hábito de se administrar a criança leite de vaca fervido ou leite pulverizado não enriquecido, também leva a carência de ácido fólico
O leite de vaca fervido é tão pobre em ácido fólico quanto o leite de cabra in natura.

Ações do ácido fólico no organismo: O ácido fólico é uma vitamina essencial na multiplicação celular de todos os tecidos,ja que é indispensável na síntese do DNA e consequentemente na divisão celular.A criança e sobretudo o lactente possui um organismo em constante crescimento sendo portanto mais vulnerável a a carência do ácido fólico.

A carência do ácido fólico vaiafetar diretamente a todos os tecidos,mas os efeitos prejudiciais sãomais imediatos nos tecidos que se renovam a uma velocidade mais rápida. Assim os elementos figurados do sangue, o epitélio intestinal (sobretudo o delgado) e mucosas em geral vão se renovar de forma incompleta na carência do ácido fólico,originando graves disturbios orgânicos que apresentam sinais clínicos puco evidentes,havendo dificuldade no diagnóstico de sua carência.

Absorção-Distribuição- Eliminação= O ácido fólico sob a forma de monoglutamato como Endofolin é absorvido no intestino delgado e é convertido rápidamente nas diversas formas de folato ativo. Para tanto os comprimidos de Endofolin tem sua desintegração e dissolução programada para esse segmento do trato digestivo. A eliminação do ácido fólico é via renal. A taxa de de excreção é proporcional as doses eliminadas....... .

Indicações:
Pediatria: Períodos de rápido crescimento,doenças com febre e anorexia,diarréias agudas prolongadas,diarréias crônicas,prematuros rn baixo peso,lactente al.l.vaca,adolescentes pre adolescentes anemias hemolíticas e megaloblásticas.
Ginecologia: Complemento vitamínico durante a gestação e lactação
Diminui a incidência de mal formação no tubo

neural
Previne def.ac.fólico no uso prolongado de anti concepcionais.
Infectologia: Melhora a resposta imunológica nos processos infecciosos
Pacientes com hiv podem ter absorção de AF prejudicada,contribuindo ainda mais para a deteriorização do sistema imunológico.
Psiquiatria São detectados níveis baixos de ácido fólico em várias doenças neurológicas e psiquiátricas tais como:Epilepsia depressão,alcoolismo,esquizofrenia,psicoses em geral.
Nefrologia Pacientes submetidos a hemodiálise podem necessitar complementação de ácido fólico.
Cl.Médica Complemento vitamínico,doenças infecciosas,anemias fólico privas
Gastro Diarréias agudas,prolongadas,doença de cohn,doenç celíaca,retocolite ulcerativa.
Reumato Proteção de dano hepático em pacientes com artrite reumatóide causada pelo uso do Metotrexato.

Precauções:A presença de ácido ascórbico nas preparações líquidas do endofolin podem favorecer a uma maior absorção do ferro alimentar,o que pode ser prejudicial aos pacientes talassemicos,que apresentam acúmulo destes ions no organismo.É recomendável para esses pacientes a adiministração de endofolin líquido ou gotas em jejum para controlar este efeito.

Superdosagem Mesmo a ingestão de doses elevadas de AF não acarretam sintomas relevantes

DICLOXACILINA

Posologia: Crianças com <40 kg 25-50 mg de 6/6 horas
Crianças com mais de 40 kg 125 a 250 mg de 6/6 horas

Produtos comerciais:

NOME COMERCIAL LABORATÓRIO APRESENTAÇÃO

Dicloxacilina Royton
susp oral 62,5 e 125 mg/5 ml
Royton
capsulas 250 e 500 mg
-
susp. injetável 250 e 500 mg

DOXICICLINA

Posologia: crianças>8a<45 kg 5 mg/kg/dia prim.dia a seguir 2,5mg/kg/dia d e 24/24h
crianças>8a>45 kg 100mg/dose 12/12 no prim.dia após 00mg/dia

Via de Adim: oral

Produtos comerciais:

NOME COMERCIAL LABORATÓRIO

APRESENTAÇÃO

Vibramicina Pfizer
drágeas 100 mg

ERITROMICINA

Posologia: 30 A 50 MG/KG/
DIA DE 6/6HORAS NÃO ULTRAPASSAR 4G/DIA
Via de Adim: ORAL

Produtos comerciais:

NOME COMERCIAL LABORATÓRIO
APRESENTAÇÃO

Eritrex Aché
susp.oral 125 e 250mg/5ml cp 500mg
Eriflogin Asta Médica
susp.oral125 e 250 mg/5 ml drageas 50,500mg
Eritromicina LUper
susp. 250 mg/5 ml
Ilosone Lilly
gotas 100mg/ml
susp.125 e 250 mg/5 ml
capsulas de 250 mg
drageas de 500mg
Ilotrex União Química
susp.oral 60, e 125 mg/5 ml
drágeas de 500 mg
Suspensão de Eritrom. laborsil

susp.oral 180 mg/5

ESPIRAMICINA

Posologia: 40 A 50 MG/KG/DIA

Via de Adim: Oral

Produtos comerciais:

NOME COMERCIAL LABORATÓRIO
APRESENTAÇÃO

Rovamicina Rhodia
cps 250 mg

ESTREPTOMICINA

Posologia: prematuros e rn
10 a 20 mg/kg/dia de 12/12 horas
Via de Adim: crianças >s
20 a 40 mg/kg/dia de 12/12 horas

Produtos comerciais: IM

NOME COMERCIAL LABORATÓRIO
APRESENTAÇÃO

Estreptomicina Wyeth
frasco ampola de 1,0 g

EXIT

Nome Genérico = 400 mg de piracetam.

Composição = Cada comprimido contém:
400 mg de piracetam;
25 mg de cinarizina.
Cada 1 ml (30 gotas) contém:
200 mg de piracetam;
12,5 mg de cinarizina.
Posologia = Adultos:

Um comprimido ou 60 gotas, 3 vezes ao dia.
Crianças maiores de 6 anos:
Um comprimido ou 60 gotas, 2 vezes ao dia.
Crianças menores de 6 anos:
1/2 comprimido ou 30 gotas, 2 vezes ao dia.

Indicações = Profilaxia e tratamento das disfunções cerebrais, vertigens, zumbidos, síndrome de
origem vascular do ouvido interno e labirinto.
Perturbações do equilibrio, distúrbios
de comportamento, perturbações do aprendizado, sequelas de afecções neurológicas
(AVC, meningite, tocotraumatismo, etc.)
C.Indicações =
Inf.Técnicas =
Apresentação = Caixa com 20 comprimidos e frascos com 30 ml.

SANTUSSAL

Composição cada 10 ml do xarope
pimetixeno 25 mg
cloreto de amonio 200 mg
veiculo qsp 0,8 g/ml de açucar e 2% de alcool etilico

Apresentação xarope embalagem com 120 ml

Indicações sedativo da tosse
Posologia adultos 15 ml 3xxx/dia
crianças de acordo com a idade 2,5 a 10 ml 2 a 3xxx/dia

FENERGAN XAROPE EXPECTORANTE

Nome Comercial = FENERGAN EXPECTORANTE
Nome Genérico = Cloridrato de prometazina 5 mg.

Composição = Cada 5 ml de xarope contém:
Cloridrato de prometazina 5 mg;
Extrato fluido de ipeca 0,01 ml.

Posologia = Uma a 2 colheres das de chá, cada 2 ou 3 horas.

Indicações = Tosses em geral. Bronquites.
Inf.Técnicas =

Apresentação = Frasco de 125 ml.

FENERGAN EXPECTORANTE

Nome Genérico = Cloridrato de prometazina 5 mg.

Composição = Cada 5 ml de xarope contém:
Cloridrato de prometazina 5 mg;
Sulfoguaiacolato de potássio 45 mg;
Extrato fluido de ipeca 0,01 ml.

Posologia = Uma a 2 colheres das de chá, cada 2 ou 3 horas.
Indicações = Tosses em geral. Bronquites.
C.Indicações =
Inf.Técnicas =
Apresentação = Frasco de 125 ml.

Nome Comercial =FLEBOCORTIDE

Nome Genérico =Hidrocortisona

Composição =

Posologia =100 a 500 mg 6/6 horas

Indicações =
C.Indicações =
Inf.Técnicas =hidrocortisona= 4/5 da dose da cortisona.

Apresentação =ampolas 100,300 e 500 mg

FENOTEROL

Posologia Crianças >s 6 anos
1 cp de 8/8 horas

Produtos comerciais

NOME COMERCIAL LABORATÓRIO
APRESENTAÇÃO

Duovent Boehringr De angeli
spray 100 mcg fenoterol 40 mcg ipatropio

FOLIFER

Apresentação: cp revestidos Solução oral e gotas

Posologia: Terapeutico Profilático
Adultos e adolescentes = 1 a 2 cp/dia 1 a 2 cp/semana
Crianças 0,5 ml/kg/dia 0,5 ml/kg semana
Lactentes (gotas) 5 gotas/kg/dia 5 gotas/kg/semana

Superdosagem: A ingestão acidental ou voluntária de doses excessivas de ferro não é tão perigosa como nas intoxicações com os sais comuns de ferro,pois a DL50 em ratos é 3 x menor para o Ferro Aminoácido Quelato.
De qualquer forma ocorrencia desta situação exige procedimento de rotina para esvaziamento gástrico e administração de anti eméticos. Nos casos graves é necessária a administração de DESFERROXAMINA por via Ev ou oral.

Interação: pode interferir na absorção do zinco e tetraciclina.

Reações Adversas: Não tem sido observadosintomas comuns aos sais ferrosos como diarréia ,dor abdominal, nauseas e vomitos e esta intolerancia é ainda maior se administrarmos o medicamento 40 a 60 minutos antes das refeições.

Peso Líquido ml/dia Gotas gotas/dia

01	0,5	05
02	1,0	10
03	1,5	15
04	2,0	20
05	2,5	25
06	3,0	30
07	3,5	35
08	4,0	40
09	4,5	45
10	5,0	50
11	5,5	55
12	6,0	60
13	6,5	
14	7,0	
15	7,5	
16	8,0	
17	8,5	
18	9,0	
19	9,5	
20	10,0	

FLUIMUCIL SOLUCAO NASAL - Zambon Labs. Farms. S.A.

COMPOSICAO : cada ml contem N-acetil-L-cisteina 10 mg,
cloreto de sodio 3,62 mg, cloreto de benzalconio 0,28 mg.

POSOLOGIA E ADMINISTRACAO : 1-3 gotas nas criancas e 3-4 gotas no adulto,
em cada narina, 3-4 vezes ao dia.

INDICACOES : Solucao isosmotica com acao descongestionante,
antisseptica e reepitelizante. - processos congestivos e/ou obstrutivos das cavidades nasais e paranasais; rinites agudas, cronicas, mucocrostosas e medicamentosas; para facilitar a
respiracao durante o sono e o aleitamento.

CONTRA INDICAÇÕES : Não tem.

REAÇÕES ADVERSAS : Não apresenta.

ADVERTENCIAS : Recomendase tapar o frasco após cada admnistração/o med.deve ser usado num período não superior a 20 dias,após o início do uso.

SUPERDOSAGENS : Não são conhecidos casos de superdosagens.

INFORMAÇÃO TÉCNICA: A N-Acetilcisteína promove a desobstrução das cavidades nasais por dissolução do material; necrótico-inflamatório mediante a sua atividade mucolítica.Ainda pela sua afinidade com as células do aparelho respiratório e pela sua ativisdade antinflamatória intervém ativamente em sentido regeneretivo sobrea mucosa nasal,acelerando o processo de reepitelização.N-acetil cisteína é apresentada em solução isotonica para grantir a integridade da mucosa nasal e consequentemente assegurar requisitos indispensáveis ao movimento ciliar que já podem encontrar-se sensívelmente alterados pela afecção.De fato um epitélio ciliar intacto é um fator profilático e curativo essencial de numerosas afecções de vias respiratórias.

APRESENTACAO : frasco com 12 ml com conta-gotas anexo.

Acoes Terapeuticas : Aerosois
Antissepticos ORL
Descongestionantes nasais topicos
Mucoliticos

FONERGIN - Labs. Silva Araujo Roussel S.A.

COMPOSICAO : cada pastilha contem: sulfato de framicetina (soframicina) 5 mg; prednisolona 0,2 mg; gramicidina 0,2 mg; cloridrato de amilocaina 0,4 mg; procaina (cloridrato) 0,6 mg; excipiente q.s.p. 1 pastilha. Cada 100 ml contem: sulfato de framicetina (soframicina) 1,0 g; prednisolona 20 mg; gramicidina 5 mg; cloridrato de amilocaina 40 mg; procaina (cloridrato) 120 mg; excipiente q.s.p. 100 ml.

POSOLOGIA E ADMINISTRACAO : Fonergin Pastilhas: uma pastilha cada duas horas de acordo com o grau de sintomatologia. O maior tempo de permanencia na boca das pastilhas possibilitara sua melhor atuacao terapeutica, tanto sintomatologica como causal. A pastilha de Fonergin nao deve ser mastigada; desloca-la na boca o menos possivel e deixa-la dissolver muito lentamente. Fonergin Spray Colutorio: fazer uma pulverizacao da boca e da garganta, de hora em hora, ou cada duas horas, conforme a gravidade dos sintomas.

PRECAUCOES : existindo a possibilidade de mascaramento dos sintomas de contaminacao, da lesao tratada, por fungos, e necessario que o paciente permaneca sob vigilancia medica ate a cura completa.

INDICACOES : anginas, faringites, amigdalites, laringites
por germes banais, gengivites, pulpites, estomatites (aftas bucais).

FORTEN

Indicações cansaço físico e mental

Composição L arginina
L triptofano
L fosfotreonina
L fosfoserina
L glutamina
Hidroxicobalamina

Posologia Dose única diária 1 cps

Apresentação cxcontendo 10 frascos

GARDENAL=FENOBARBITAL

Pos=2 a 3 mg/kg/dia
via=oral im ev
Gardenal=cp=50 e 100mg
gotas=1mg/gota

ampola=200 mg

GENTAMICINA

Posologia: Prematuros e rn com menos de 7 dias 5 mg/kg/dia
Rn com mais de 7 dias e crianças 7,5 mg/kg/dia de 8/8 ou 12/12

Via de Adim: IM

Produtos comerciais:

NOME COMERCIAL LABORATÓRIO
APRESENTAÇÃO

Garamicina Schering-Plough
sol inj. 20,40,60,80,120,160,280 mg
Gentamicina Luper
ampolas 20,80 e 280 mg
Gentamicina Biochimico
amp. 10,20,40,60,80,160,280 mg
Gentamicina Ariston
solução injetável 20,60,80 mg
Gentaplus Abbott

sol.inj.10,20,40,60,80,120,160,280

HELMIBEN - Biolab Searle

COMPOSICAO : comprimidos: cada comprimido contem: mebendazol 100 mg; tiabendazol 166 mg; excipientes: amido de milho, talco, estearato de magnesio, polivinil-pirrolidona. Suspensao infantil: cada 5 ml contem: mebendazol 100 mg; tiabendazol 166 mg. Veiculo: acido citrico, carboximetilcelulose, citrato de sodio, corante vermelho 40, corante amarelo crepusculo FCF, ciclamato de sodio, alcool etilico, essencia de mamao, glicerina, lecitina de soja, metilparabeno, propilparabeno, sacarina sodica, sorbitol a 70%, silicato de aluminio e magnesio, agua deionizada.

POSOLOGIA E ADMINISTRACAO : adultos: 2 comprimidos 2 vezes ao dia, durante 3 dias; criancas 11 a 15 anos: 1 comprimido 3 vezes ao dia, durante 3 dias; criancas 05 a 10 anos: 1 comprimido 2 vezes ao dia, durante 3 dias. Os comprimidos devem ser mastigados e engolidos com agua. Suspensao pediatrica: criancas 05 a 10 anos: 1 colher de cha (5 ml) 2 vezes ao dia, durante 3 dias; menores de 5 anos: a criterio medico.

PRECAUCOES : mebendazol tem demonstrado atividade embriotoxica e teratogenica em ratas prenhes em doses orais tao baixas quanto 10 mg/kg peso. Assim sendo, Mebendazol pode causar lesao ao feto se administrado durante a gravidez. Como a seguranca do mebendazol e tiabendazol nao foi determinada, Helmiben nao deve ser usado durante a gravidez e a lactacao. Helmiben nao foi profundamente estudado em criancas abaixo de cinco anos. Portanto a relacao risco/beneficio deve ser considerada em criancas nesta faixa etaria. Pacientes com disfuncao renal ou hepatica devem ser cuidadosamente controlados.

Cristaluria, com ou sem hematuria, tem sido relatada apos descontinuada a terapia. Em alguns pacientes, a urina pode ter odor caracteristico, similar aquele que ocorre apos comer aspargos. O odor persistira por um dia apos descontinuado o tratamento. Como Helmiben causa sonolencia em alguns pacientes, deve-se evitar, durante o tratamento, o manejo de veiculos ou maquinas que requeiram atenta vigilancia.

REACOES ADVERSAS : incluem-se entre as mais comuns: anorexia,
nausea, vomitos e tonturas. Dor abdominal, diarreia, sonolencia e prurido ocorrem com menos
frequencia. Foram relatadas as seguintes reacoes de hipersensibilidade ao uso de tiabendazol: febre, calafrios, rubor facial, congestao conjuntival, erupcoes cutaneas, linfadenopatias e eritema multiforme. Raramente ocorrem tinitus,
visao turva, colapso, hiperirritabilidade, entorpe-cimento, enurese, hiperglicemia, hipotensao, colestase, lesao do parenquima hepatico e leucopenia transitoria. Raramente tem
sido reportado aumento transitorio da floculacao
de cefalina e TGO.

CONTRA-INDICACOES : Helmiben e contraindicado durante a gravidez
e a lactacao, e em pacientes com hipersensibilidade ao mebendazol e/ou ao tiabendazol.

INDICACOES : Helmiben e indicado no tratamento de
helmintiase intestinal, em infestacoes simples ou mistas causadas por trichuris trichiura, enterobius vermicularis, ascaris lumbricoides,

necator americanus, ancylostoma braziliense, ancylostoma duodenale, strongyloides stercoralis, taenia solium, taenia saginata, echinococcus granulosus, echinococcus multilocularis e dracunculus sp. Helmiben tambem
e eficaz na larva migrans cutanea. Na triquinose, Helmiben pode aliviar os sintomas, febre, e reduzir a eosinofilia durante o estagio de invasao. Seu efeito sobre a larva da trichinella spiralis que tenha migrado para o musculo nao e consistentemente eficaz.

APRESENTACAO : compri-midos: embalagem com 12 unidades;
suspensao infantil: frasco com 30 ml.

Acoes Terapeuticas : Antihelminticos
Sedativos da tosse

HIDROXIZINE

Posologia Até 6 anos 50 mg/dia de 6/6 horas
>s 6 anos até 100 mg/dia de 6/6 horas

Via Administração oral

Produtos comerciais

NOME COMERCIAL LABORATÓRIO APRESENTAÇÃO

Produto oficinal manipulado formulas em xarope e cp

ILOSONE

Adultos= 500 mg a cada 6/8 ou 12 horas
Crianças= 30-50 mg/kg/dia dividida e 2,3 ou 4 tomadas

Ilosone Líquido= 250 mg/5 ml vidros com 100 ml
Ilosone gotas= 5 mg/gota crianças= 8 gotas/kg/dia = 40 mg/kg/dia. vidros com 15 ml
Ilosone drágeas 500 mg cx com 10 drágeas

JADIT- H

COMPOSICAO : cada ml contem: buclosamida 0,100 g; acido salicilico 0,010 g: hidrocortisona 0,005 g.

POSOLOGIA E ADMINISTRACAO : Jadit H (com hidrocortisona) Solucao: nas micoses em que predominam as manifestacoes inflamatorias e indicado iniciar o tratamento com Jadit H solucao, 2 vezes durante o dia e ao deitar-se.

PRECAUCOES : durante a gravidez, o tratamento local com Jadit H, como todo tratamento medicamentoso, deve ser realizado apenas se estritamente indicado e prescrito pelo medico. Aviso importante: as areas cutaneas sob tratamento com Jadit H devem ser protegidas da acao excessiva dos raios solares.

REACOES ADVERSAS : a hipersensibilidade a Jadit H e rara. Podem, entretanto, ocorrer os efeitos colaterais comuns ao emprego local de corticosteroides, principalmente apos uso prolongado em areas cutaneas extensas e/ou sob compressas oclusivas.
Neste ultimo caso, tambem deve ser considerada

a
possibilidade de absorcao cutanea do componente
corticosteroide.

CONTRA-INDICACOES : Jadit H, como todos os produtos dermatologicos
para uso externo contendo corticosteroides, nao deve ser utilizado em casos de afeccoes cutaneas lueticas, tuberculose cutanea, varicela e reacoes a vacinas.

INDICACOES : e indicado em todos os tipos de dermatomicoses
especialmente nos casos de epidermoficia dos pes
(pe de atleta) e das maos, epidermoficia inguinal, tricoficia, pitiriase versicolor, eritrasma, tinhas do couro cabeludo, tricomicoses, piedra e favo, moniliases cutaneas. Devido a sua boa tolerabilidade, Jadit H pode ser aplicado nas areas cutaneas sensiveis, tais como regioes intertriginosas (submamaria e anogenital) e no conduto auditivo
externo. Pode ser usado nas onicomicoses e microsporias, sem dispensar, entretanto, as medidas terapeuticas habituais, como extracao de
unhas e depilacao. Apesar de que a terapeutica de escolha das onicomicoses por fungos filamentosos seja a griseofulvina oral, deve-se

complementar o tratamento com a aplicacao local
de Jadit H. Nao ha objecao ao uso a curto prazo dos produtos em recem-nascidos e criancas pequenas.

APRESENTACAO : Jadit H Solucao: frasco com 15 ml.

KALYAMON B12

Composição cada 5 ml contém:
lactato de cálcio... 50 mg
fosfato de calcio dibásico 200 mg
fluoreto de sódio..0,10 mg
vit d3 12,50 mg
vit b12= 10,00 mg
sorbitol= 500 mg
veiculo qsp=5,0 ml

Posologia lactentes e crianças até 2 anos= 2 a 4 colheres de chá
crianças de 2 a 14 anos 4 a 6 colheres de chá
adultos 4 colheres de chá

Informações Técnicas:O cálcio é um elemento indispensável ao organismo,participando da formação do tecido ósseo e da dentina durante o processo de crescimento,além de intervir ativamente em outros processos de vital importância para o corpo humano.
A fixação do cálcio pelo tecido ósseo depende,contudo de dois outros elementos: o fósforo e a vitamina D. O fósforo participa,obrigatoriamente da formação de sais de cálcio,motivo pelo qual pode ser encontrado nos ossos e dentes numa proporção de 70% a 80%.
A vitamina D aumenta consideravelmente a absorção tanto de cálcio como do fósforo propiciando o seu depósito adequado nas áreas de calci-

ficação óssea e dentária.
Em fase de crescimento sua necessidade é extremamentre importânte e em sua ausência aparece o raquitismo,caracterizada por deformidades de esqueleto devidas a uma ossificação inadequada.A correção é feita mediante a administraçào correta das quantidades de cálcio fósforo e vitamina D.
A vitamina B12 tem uma importante funçãono processo de formaçãodosglóbulos vermelhos e também no crescimentio e estímulo do apetite das crianças. O flúor é um elemento necessário a constituição do tecido ósseo e da dentina,conferindo-lhes alto grau de dureza.A pequena incidência e mesmo aumento de cáries dentárias em população que consomem água com um certo teor de flúor,levam pesquisadores a considerar esse elemento como essencial na prevençào da cárie,especialmente em crianças e adolescentes.
O sorbitol propicía a síntese das vitaminas do complexo b e acelera a absorção da vitamina B12 pela mucosa intestinal.

KEFLEX

POSOLOGIA....25 a 50 mg/kg/dia
75 a 100 mg/kg/dia para otite media aguda
nao ultrapassar 4g/dia.

VIA-oral=

APRESENTAÇÃO= GOTAS 100 MG/ML= 20 GOTAS. 5 MG/GOTA.

DRAGEAS 500 MG CAIXAS COM 8 E 40 DRAGEAS

DRAGEAS DE 1GR CAIXAS COM 8 E 40 DRAGEAS

KLARICID=clariromicina

Apresentação 125mg/5 ml

Posologia= 7,5 mg/kg/dose de 12/12 horas

posologia recomendada para crianças de 6 meses a 12 anos é de 7,5 mg/kg=0,3 ml da suspensão reconstituída por quilo 2xx/dia até o máximo de 500 mg 2xx/dia.

Nova apresentação com pipeta dosadora de 5 ml graduada.
Informações técnicas=antibiótico do grupo dos macrolídeos,ação anti bacteriana através da sua ligaçãoas substancias ribossomicas dos agentes patogenicos sensíveis suprimindo-lhes a síntese proteica.

Atividade: streptococcus agalactiae
Streptococcus pyogenes
Streptococus viridans
Streptococus pneumoniae
Haemophilus influenza
Haemophilus parainfluenza
Neisseria gonorrheae
Listéria monocytogenes

Legionella pneumophila

Mycoplasma pneumoniae

Campylobacter pylori
Campylobacter jejuni
Chlamidia trachomatis
Branhamella catarrhalis

Bordetella pertussis
Stafilococcus aureus
Propionibacterium acnes

Dados em vitro mostraram atividade significativa a duas importantes micobactérias:

Mycobacterium avium e Mycobacterium leprae

A claritromicina possui atividade superior a da eritromicinapara a maioria das cepas testadas sendo de 2 a 10 vezes mais eficaz em vários modelos expirementaisde infecções em animais.

Indicações: está indicada para tratamento de infecções de vias aéreas superiores e inferiores,infecções de pele e tecidos moles.todos por microorganismos sensíveis a claritromicina.

LASIX= furosemida

COMPOSIÇÃO:
1 cp = 40 mg furosemida
Sol.oral.= 1 ml= 10 mg furosemida
Ampolas= 1 ampola= 1 ml= 10mg furosemida (cada ampola=2ml=20mg)

INDICAÇÕES:
Tratamento da hipertensão arterial,em todos os casos em que seja indicado um saliurético suave e prolongado.

POSOLOGIA:
depende do quadro clínico.
Edemas periféricos= 1 cp ou 4 ml sol.oral ao dia.
Quando necessario pode

se adiministrar sem receio 2 a 3 cp 80 a 120 mg

Dose Oral crianças= 1 a 3 mg/kg/dia.

LINCOMICINA

Posologia: Via oral-crianças
>1 mes 30 a 60 mg/kg/dia de 6/6 ou 8/8
Via IM crianças>1 mes=10 mg/kg/dia 24/24h
Via EV crianças>1mes= 10a 20 mg/kg/dia de 8/8 ou 12/12horas

Via de Adim: oral Im EV

Produtos comerciais:
COMERCIAL LABORATÓRIO
APRESENTAÇÃO

Frademicina Rhodia
xarope 250 mg/5 ml frasc.amp 300mg/ml 600mg/2ml
Lincomicina Royton
susp 250 mg/5 ml cps 250 e 500mg amp 300,600 1000
Lincomicina Inaf
susp 250mg/5ml cps 250,500 amp=300,600,1000mg

LEUCOGEN=TIMOMODULINA

Inf.técnicas=É um composto obtido do lisado ácido de timo de vitelo,produzido e purificado rico em polipepitidios.É um imunomodulador
Indicacoes Pediatria=imunoestimulante,imuno-modulador,coadjuvante no tratamento das do-encas infecciosas e exantemáticas,bacterianas e virais,agudas ou recorrentes,infeccoes de vias aéreas superiores,respiratórias,sarmpo,varicela, caxumba,coqueluche,asma,alergia alimentar.

Clinica Médica=coadjuvante no tratamento de doencas infecciosas e virais agudas e ou recor-rentes.Sindromes leucopenicas primárias ou se-cundárias.Hepatite infecciosa,asma,herpes zos-ter.

C.Ind=hipersensibilidade ao componente ati-vo,na gravidez e na lactacao.

Inter.med=ndn

POSOLOGIA=
Adultos=15 a 30 ml ao dia 3 a 6 cpos medida
Criancas=3 a 4 mg/kg/dia div.2 doses.
tempo médio de tratamento= 3 meses.

APRESENTACAO= cada 5ml=20mg principio ativo de tmomodulina.....1g

LUFTAL= Dimeticona

Dimeticona é um silicone antiespumante que atua no estomago e no intestinoaumentando a tensão
superficial dos líquidos digestivos,levando ao rompimento as bolhas gasosas que retem os gases.
Uma vez livres os gases são fácilmente eliminados por eructações ou flatos.Sob forma de gotas, luftal torna-se de valor inconteste no tratamento de cólicas intestinais dos lactentes.
COMPOSIÇÃO:

1 CP=DIMETICONA............ 40 MG
GOTAS=1 ML=30GOTAS=75 MG
POSOLOGIA: Cp= 1cp 3 xxx/dia as refeições.
Gotas=crianças lactentes= 4 a 6 gotas 3xxx/dia
Até 12 anos=6 a 12 gotas 3xxx/dia.
Acima de 12 anos= adultos.
Adultos= 16 gotas 3xxx/dia.
OBS=Agitar antes de usar.
APRESENTAÇÃO: CX=cp cx com 40 comprimidos.
Gotas=frascos com 10 ml

LUFTAL - Bristol Myers Squibb S.A.

COMPOSICAO : Luftal Comprimidos: cada comprimido contem
dimeticona 40 mg; Luftal Gotas: cada ml (30 gotas) contem dimeticona 75 mg.

POSOLOGIA E ADMINISTRACAO : Comprimidos: tomar 1 comprimido, 3 vezes ao
dia, as refeicoes. Esta dose pode ser aumentada a criterio medico. Gotas: criancas - lactentes: 4 a 6 gotas, 3 vezes ao dia; ate 12 anos - 6 a 12 gotas, 3 vezes ao dia. Acima de 12 anos dose igual a de adultos. Adultos: 16 gotas, 3 vezes ao dia. As gotas podem ser administradas diretamente na boca, ou diluidas em um pouco de
agua ou outro alimento. As doses poderao ser aumentadas a criterio medico.

REACOES ADVERSAS : o Luftal e fisiologicamente inerte e
desprovido de toxicidade. Apos administracao oral e eliminado de forma inalterada pelas fezes.

CONTRA-INDICACOES : nao apresenta.

INDICACOES : indicado nos casos de excesso de gases no
aparelho gastrintestinal, constituindo incomodo,
motivo de dores ou colicas intestinais, tais como: meteorismo, eructacao, borborigmo, aerofagia, pos-operatorio e convalescenca, disturbios fermentativos intestinais, e tambem e indicado no preparo intestinal dos pacientes, para radiografia do abdomen.

APRESENTACAO : Comprimidos: caixa com

20 comprimidos. Gotas:
frasco de 10 ml.

Acoes Terapeuticas : Antiespasmodicos intestinais

METAMPICILINA

Posologia: A mesma da ampicilina

Via de Adim: oral im iv

Produtos comerciais:

Pravacilin

MINOMAX

Posologia: DE 8 A 12 ANOS- 4 MG/KG/DIA INICIALMENTE SEGUIDO 2 MG/KG 12/12
Com mais de 12 anos dises iniciais de 200 mg seguidas de 100mg/dose de 12/12

Via de Adim: oral

Produtos comerciais:

NOME COMERCIAL LABORATÓRIO APRESENTAÇÃO

Minomax Prodome cp revestidos de 100 mg

MIOCAMICINA

Posologia: crianças <40 kg- 30 a 45 mg/kg de 8/8 ou 12/12
Via de Adim: crianças >40

kg-1200 a 1800 mg/dia de 8/8 ou 12/12 via oral

Produtos comerciais:

NOME COMERCIAL LABORATÓRIO
APRESENTAÇÃO

Midecamin Merck
susp oral 200mg/5 ml cp 600 mg

MICOSTATIN

MICOSTATIN=nistatina

POSOLOGIA: prematuros=100.000 U 4xxx/dia
lactentes =200.000 U 4xxx/dia
crianças =400.000 U a 600.000 U 4 xxx/dia
metade da dose cada lado da boca.
VIA= oral
APRESENTAÇÃO: drágeas 500.000 U suspensão oral 100.000 U

MUCOLITIC

MUCOLITIC=carbocisteína

Posologia=..... 1 a 5 anos 2,5 ml 12/12 horas
5 a 12 anos 5,0 ml 12/12 horas
gotas=2 gotas/kg/dose 12/12 ou 8/8 horas.

MUCOSSOLVAN

-01-AMBROXOL

Posologia: gotas 1gota/kg/
peso máximo=40 gotas
xarope até 2 anos 2,5 ml de 12/12 horas
2 a 5 anos 2,5 ml de 8/8 horas
>5 anos 5,0 ml de 8/8 horas

Via de Adim: oral e
inalatória

Produtos comerciais:

NOME COMERCIAL LABORATÓRIO
APRESENTAÇÃO
Anabron Millet Roux
susp.oral 15 e 30 mg/5 ml
Fluibron Farmalab
xar.ped.15 mg/5 ml
sol.oral 7,5 mg/20 gotas
Mucibron Medley
solução oral 7,5 mg/20 gotas

Mucolin Knoll
xarope ped 15 mg/5 ml

sol.oral 7,5 mg/20 gotas
Mucosolvan Boehringer De Angeli xarope pediátrico 15 mg/5 ml
sol.oral 7,5 mg/20 gotas

MURICALM

MURICALM=pimetixeno

Composição: 5 ml: 5 ml xarope ....
0,5 mg pimetixeno
30 gotasgotas........... 1,0 mg de pimetixeno

Indicações: estados de exitação,nervosismo ou insonia etc....

Posologia :

Xarope: até 1 ano= 2,5 a 5,0 ml 3xxx/dia
1 a 5 anos=5-7,5 ml 3xxx/dia
5-10 anos=7,5 a 10 ml 3xxx/dia
acima de 10anos=10 a 15 ml 3xxx/dia

Gotas 1 gota/kg/peso ,3xxx/dia

Contra Indicações: não se conhecem quaisquer contra indicações.
Interação med=pode acentuar efeitos de outros sedativos.
Efeitos Colaterais-raramente boca seca e tontura.

Apresentação=vidros com 120 ml de xarope,vidros com 10 ml de solução(gotas)

NARCAN

0,4 MG/ML
RN= 0,5 MG
CRIANÇAS E ADOLESCENTES 2 MG
VIA EV IM

NEOZINE=levomepromazina

Composição: cada cp contém:
levomepromazina 25 mg ou 100 mg
excipiente qsp 01 cp 01 cp

cada ampola contém:
levomepromazina 25 mg
excipiente qsp 1 ampola

gotas sol.4% cada gota contém:
levomepromazina 1 mg
excipiente qsp 1 gota.

Apresentação: comprimidos 25 mg caixas com 20 cp
comprimidos 100mg caixas com 20 cp
ampolas 25 mg caixas com 5
gotas frascos com 20ml

NIPRIDE

SF.................................. 1000 ML

NIPRIDE........................ 50 MG

1 GOTA= 2,5 microgramas
Dose inicial 0,3 0,5 mcg/kg/min
Dose média 3mcg kg/minuto Aprox= 1 gota/
KG/minuto 3 microgotas/kg/minuto
DOSE MÁXIMA 8 a 10 mcg/kg/min
DROGA FOTOSSENSÍVEL A LUZ

Risco intox cianeto dosar em ins renal se uso prolongado

NORIPURUM

COMPOSIÇÃO:

GOTAS:

1 ml noripurum: compl.hidrox.férrico polimaltosado........ 167,0 mg
Veículo aquoso qsp.. 1,0

XAROPE:

1ml nor.xarope:hidroxido ferrico polimaltoso....................... 33 mg
Equivalente em ferro= 10mg

COMPRIMIDOS MASTIGÁVEIS

1 cp noripurum:hidroxido ferrico polimaltoso..........330mg=100 mg Fe EL.

INJETÁVEL: IM

1 ampola noripurum=2ml=compl.férrico polimaltoso ...330 mg=100 mg eqv.Fe.

INJETÁVEL EV.

1 ampola 5ml=sacarato de hidr.férrico equiv.em ferro a 100mg
água bi destilada qsp=5ml.

APRESENTAÇÃO:

GOTAS-frascos com 15 ml
Xarope-frascos com 100 ml
CP-caixas com 20 cp
Injetável IM= cx com 3 ampolas de 2 ml
Injetável EV.=caixas com 3 ampolas de 5 ml

NOVAMIN= Amicacina

Posologia- Amicacina: 15 mg/kg/dia de 8/8 ou 12/12

Informações técnicas= aminoglicosídeo,semi sintéticomal absorvido via oral e bem IM.
Excreção renal 98% excretado em 24 horas antbiótico cruza a placenta e atinge níveis significativos no liq.aminiotico
parece que a maioria dos res.a genta e kanamicina sao susc.a amicacina EV= infusões com duração de 30 a 60 minutos. em crianças e 1 a 2 horas em lactentes pequenos
Evitar associação com cefaloridina,estreptomicina,gentamicina,kanamicina,neomicina polimixina,tobramicina,vancomicina(toxicidade).
Diuréticos como furosemida e ácido etacrínico ou ev como o manitol podem potencializar os efeitos tóxicos da amicacina.
A amicacina é potencialmente nefrotóxica e para minimizar a irritação do túbulo o paciente deve estar bem hidratado.

Aparecimento de sinais mais intensos de disfunção renal tais como aumento dos níveis séricos de creatinina e uréia,diminuição do clearence de creatinina ou oligúria obriga a diminuição e eventualmente suspensão do medicamento.

EFEITOS COl. Ototoxicidade,lesão ramo

vestibular ou auditivo
Nefrotoxicidade=cilindruria,hematuria,leucocituria,proteinúria,
Neurotoxicidade=parece influenciar na trsmissao nervosa e a nivel da junção neurom,outras reações:parestesias,cefaleias,febre,nauseas,vomitos,erupções cutaneas,
artralgiase hipotensão.

INDICAÇÃO Tratamento inf.por cepas graves de gran - e algumas gram +

Gran neg- =pseudomonas,E.coli,proteus sp indol + -,klebsiela,enterobacter,serratia,salmonella,shiguella.,actinobacter,citrobacter,providencia sp.
Gran + = o princ.sensivel é Staphylococcus aureus Outras cepas de streptococcus pyogenes,enterococus e streptococus pneumoniae

NUJOL

Nome Genérico =Óleo mineral
Composição =

Posologia =Adultos: no inicio do tratamento, 1 colher das de sopa, a noite, antes de deitar-se e outra no dia seguinte ao despertar. Caso nao obtenha exito apos alguns dias de tratamento, aumenta-se a dose para 2 colheres a noite e 1 pela manha. Uma vez obtido o almejado, volta-se a dose anterior, ou ainda menos e, de acordo com o caso, esta dose devera ser mantida por certo tempo. Criancas: ate 5 anos, uma colher das de cha. De 5 a 10 anos, 1/2 colher das de sopa, pela manha e a noite. Siga corretamente o modo de usar; nao Desaparecendo os sintomas, procure ORIENTAÇÃO MÉDICA.

Indicações =Obstipação enemas,etc...
C.Indicações =
Inf.Técnicas =
Apresentação =

REVENIL Expectorante - Merrell Lepetit Expectorante - Broncodilatador -- Anti-
alérgico. - Fórmula: cada colher dàs de chá ou 5 ml contém: cloridrato de
etafedrina 20 m ' ambufilina 60 mg; succinato de doxilamina 6 mg; guaifene-
sina 100 mg. - Indicaçõess: anti-histamíico , expectorante e broncodilatador.
No tratamento das bronquites, asma brôn-

quica, enfisema e tosse alérgica. -

posologia: adultos e crianças acima de 12 anos:1 a 2 colheres das de chá; crianças

de 6 a 12 ano s :1 / 2 a 1 colher das de chá ; crianças de 3 a 6 anos :1 /3 colher das de

chá; crianças com menos de 3 anos e lactentes: 1/4 de colher das de chá.

Administrar as doses acima, cada 3 ou 4 horas.

- Vidros com 100 ml.

OILATUM

OILATUM Sabonete - Labs. Stiefel Ltda -
Fórmula: Ól2o CompostoVegetal 5,995g ; Excipiente q.s.p. 80 g.
Posologia:
Usar em lugar dosabonete comum no banho e na higiene diária -
Indicações:
Para pele ressequida e especialmente no banho do bebé.
- Contra-tndicações:não tem.
- Apresentação: Sabonete em barra de 80 g.

OTO XILODASE - Apsen do Brasil Ind. Quim. e Farm. Ltda.

COMPOSICAO : Frasco conta-gotas contendo: lidocaina 400 mg;
neomicina sulfato 40 mg; agua destilada q.s.p. 8 ml. Acompanha ampola contendo Hialuronidase 800
UTR.

POSOLOGIA E ADMINISTRACAO : a criterio medico.

INDICACOES : otalgias, otites.

Acoes Terapeuticas : Antiotalgicos

OTO-BETNOVATE - Glaxo Wellcome S.A.

COMPOSICAO : cada 1 ml contem: betametasona (como 17-valerato) 0,001 g; clorfenesina 0,010 g; tetracaina (cloridrato) 0,005 g; propilenoglicol q.s.p. 1 ml.

POSOLOGIA E ADMINISTRACAO : se destina unica e exclusivamente para uso no ouvido. Antes de administrar o produto, deve-se proceder a limpeza do conduto auditivo externo, com um pedaco de gaze ou um lenco macio e seco ou, no maximo, umedecido em agua filtrada e fervida ou, se preferido, em uma solucao antisseptica suave (agua oxigenada e agua, em partes iguais, ou alcool a 96 \up4 o mais agua em partes iguais). Apos a limpeza, que se destina a remocao do excesso de cerumen ou secrecoes, secar bem o local com outro pedaco de gaze ou um lenco macio e entao instilar 3 a 4 gotas, tres a quatro vezes ao dia, ou seguir as determinacoes do medico. O produto podera tambem ser aplicado em curativos oclusivos, usando-se para isso uma mecha de algodao ou gaze umedecida com algumas gotas do produto, a qual devera permanecer no conduto auditivo externo por 12

a
24 horas, conforme orientacao medica. Em criancas, basta aplicar 2 a 3 gotas de Oto-Betnovate, tres ou quatro vezes ao dia. Ao aplicar o produto deve-se evitar que a ponta do gotejador toque no ouvido. O paciente devera manter a cabeca inclinada para o lado oposto ao da aplicacao, com o ouvido na posicao horizontal, durante a aplicacao e assim permanecer durante alguns minutos, para facilitar a penetracao do medicamento.

PRECAUCOES : Oto-Betnovate e um produto atoxico, de
atividade necessariamente polivalente, de boa aceitacao pela facilidade de uso, nao produzindo reacoes locais ou gerais quando aplicado em obediencia a prescricao do medico. Nao serve, de forma alguma, para uso nasal ou ocular. A limpeza meticulosa do conduto auditivo externo e
fator importante para a obtencao da cura (remocao de detritos de secrecoes purulentas, produtos de descamacao). Para limpeza, nao usar nunca objetos contundentes, como palitos (mesmo
revestidos de algodao na extremidade) ou grampos. E absolutamente imperioso evitar a penetracao de agua no ouvido durante o tratamento.

CONTRA-INDICACOES : infeccoes por micro-

organismos resistentes a
clorfenesina. Hipersensibilidade eventual a qualquer dos componentes da formula.

INDICACOES : otites externas, agudas ou cronicas, de
etiologia bacteriana e/ou micotica. Otites consequentes a dermatite seborreica, eczema alergico, psoriase. Otite externa aguda ou cronica dos nadadores. Oto-Betnovate, como agente analgesico, antipruriginoso e antiinflamatorio, e um adjuvante topico eficaz no tratamento sistemico das otites medias. E indicado tambem na preparacao para remover o
cerumen e na desinfeccao do canal auditivo apos
APRESENTACAO : frasco conta-gotas contendo 5 ml.

Acoes Terapeuticas : Corticoides topicos ORL

OTO-BIOTIC - Labs. Allergan Frumtost

COMPOSICAO : cada ml contem: cloranfenicol 10 mg;
sulfacetamida sodica 100 mg; cloridrato de tetracaina 2,5 mg; acido borico 30 mg; ureia 5 mg.

POSOLOGIA E ADMINISTRACAO : instilar 3 gotas no conduto auditivo 4 ou 5
vezes ao dia.

INDICACOES : otites medias, otites congestivas agudas e
cronicas, purulentas agudas; mastoidites cronicas.

APRESENTACAO : frasco conta-gotas com 10 ml.

Acoes Terapeuticas : Antibioticos topicos ORL

OTOCORT - Labs. Gemballa Ltda.

COMPOSICAO : cada ml contem: Acetonida de fluocinolona
0,275 mg; Sulfato de polimixina B 11.000 UI; Neomicina base (como sulfato) 3,85 mg; Cloridrato de lidocaina 0,02 g; Veiculo q.s.p. ml.

INDICACOES : para o tratamento das otites externas agudas e
cronicas, e nas dermatoses inflamatorias do conduto auditivo externo.

APRESENTACAO : gotas auriculares: frasco conta-gotas de 3,5
ml.

Acoes Terapeuticas : Na

OTODOL - Farmion Lab. Bras. de Farmac. Ltda.

COMPOSICAO : cada ml contem: sulfato de neomicina 5 mg;
sulfato de polimixina B 10.000 UI; nitrofurazona 3 mg; fludrocortisona 1 mg; lidocaina 40 mg e dimetilsulfoxido, veiculo de alta estabilidade.

INDICACOES : tratamento das otites externas agudas e
cronicas e outros processos supurativos do conduto auricular. - Solucao otologica para uso topico de triplice acao terapeutica: antibacteriana, antiflogistica, analgesica.

APRESENTACAO : frascos conta-gotas com 8 ml de solucao.

Acoes Terapeuticas : Antibioticos topicos ORL Antiotalgicos

OTOSPORIN - Glaxo Wellcome S.A.

COMPOSICAO : Cada ml contem: sulfato de polimixina B
10.000 U.I., sulfato de neomicina - 5 mg, hidrocortisona - 10 mg.

INDICACOES : tratamento de otite externa ocasionada ou
complicada por infeccao bacteriana. O uso de Otosporin nao exclui tratamento sistemico concomitante com antibioticos, quando for adequado.

APRESENTACAO : frascos contendo 10 ml.

Acoes Terapeuticas : Antibioticos topicos ORL

OTOSYNALAR - Labs. Silva Araujo Roussel S.A.

COMPOSICAO : Acetonido de fluocinolona 0,275 mg; sulfato de
polimixina B 11,000 UI; neomicina base 3,85 mg;
cloridrato de lidocaina 0,02 mg; acido citrico 0,10 mg; propilenoglicol 0,40 mg; agua destilada q.s.p. 1 ml.

POSOLOGIA E ADMINISTRACAO : Lavar cuidadosamente o conduto auditivo
externo e seca-lo, pingar a solucao ou coloca-la ``in loco" atraves de mecha embebida. Usar de 3 a 5 vezes ao dia.

INDICACOES : otite externa difusa; dermatoses inflamatorias
e prurido do conduto auditivo externo.

APRESENTACAO : Frasco plastico contendo 5 ml da solucao.

Acoes Terapeuticas : Antibioticos topicos ORL
Corticoides topicos ORL

OXCORD - Laboratorios Biosintetica Ltda.

COMPOSICAO : cada comprimido de Oxcord 10 mg contem: 10 mg
de nifedipina; Excipiente q.s.p. 1 comprimido. Oxcord 20 mg contem: 20 mg de nifedipina; Excipiente q.s.p. 1 comprimido. Cada capsula de Oxcord 10 mg contem: Nifedipina 10 mg, excipiente q.s.p. 1 capsula.

PRECAUCOES : embora em muitos pacientes o efeito hipotensor
seja leve e bem tolerado, ha alguns que apresentam efeito hipotensor mais intenso. Isto ocorre geralmente no inicio do tratamento ou quando se aumenta a dose. O produto deve ser usado com cautela em pacientes com insuficiencia
cardiaca. Embora o ``efeito de rebote'' nao tenha sido relatado com a suspensao abrupta da nifedipina, e recomendada a reducao gradual da sua dosagem. Deve ser administrada com cautela
em pacientes com insuficiencia renal. O seu uso em diabeticos pode requerer maior controle da glicemia, devido a um possivel efeito hiperglicemiante do produto.

CONTRA-INDICACOES : em pacientes com hipersensibilidade a

nifedipina e durante a gravidez. Nao ha dados disponiveis sobre seu uso durante a lactacao. Tambem e contra-indicada na hipotensao severa.

INDICACOES : tratamento e profilaxia da insuficiencia
coronariana aguda e cronica; angina de peito pos-infarto; hipertensao arterial em suas diversas formas clinicas: crises hipertensivas e no tratamento cronico da hipertensao.

Acoes Terapeuticas : Antihipertensivos
Bloqueadores de calcio
Vasodilatadores

PANOTIL - Zambon Labs. Farms. S.A.

COMPOSICAO : cada 100 ml de solucao contem: 5-nitro-2-furaldeido-semicarbazona 0,300 g; sulfato de polimixina B 1.000.000 U; sulfato de neomicina 0,5 g; acetato de fludrocortisona 0,1 g; cloridrato de
caina 4 g; solucao q.s.p.
100 ml.

POSOLOGIA E ADMINISTRACAO : 3-5 gotas, 2-4 vezes ao dia, conforme o caso.

INDICACOES : otites externas agudas e cronicas; otites
medias agudas em fase pre e pos-supurativa; otites medias secretivas e cronicas; furunculose e dermatoses alergicas do conduto e do pavilhao auricular; processos supurativos apos intervencoes cirurgicas do ouvido e da mastoide; otalgias de varias origens.

APRESENTACAO : frasco com conta-gotas contendo 8 ml de
solucao.

Acoes Terapeuticas : Antibioticos topicos ORL
Antiotalgicos

PROTOVIT

Posologia 12 GOTAS/DIA

Via Administração oral

Produtos comerciais

NOME COMERCIAL LABORATÓRIO
APRESENTAÇÃO

Protovit Roche
gotas

VITAMINA E EPHYNAL

Posologia ANEMIA rN=25u/DIA INICIAR COM 34 SEMANAS DE IDADE GESTACIONAL
Manter por pelo menos 6 meses

Via Administração oral

Produtos comerciais

NOME COMERCIAL LABORATÓRIO
APRESENTAÇÃO

Ephynal Roche
cps gelatinosas 400 mg

PREDNISONA

Posologia: 1 a 2 mg/kg/dia
dose única
Via de Adim: oral

Produtos comerciais:

NOME COMERCIAL LABORATÓRIO
APRESENTAÇÃO

Meticorten schering Plough
cp 5 e 20 mg

MUNOLAN

Composição:

cada comprimido ou cada dose (4 gotas) contem: 12 tipos de antigenos bacterianos e 7 tipos de antigenos micoticos, correspondentes aos agentes agressores mais comuns para o aparelho respiratorio, associados a lisozima.

COMPOSIÇÃO:

CADA COMPRIMIDO SUB LINGUAL OU CADA DOSE 4 GOTAS CONTÉM:

-Staphylococcus aureus 300
milhoes
-Streptococcus pyogenes b hem. 100
milhões
-Streptococcus viridans 200

milhões
-Streptococcus grupo D lanc. 150
milhoes
-Moraxella catarrhalis 200
milhões
-Corynobacterium diphterae 100
milhões
-Diplococcus pneumoniae 250
milhões
-Listeria monocytogenes 100
milhões
-Klebsiela pneumoniae 200
milhões
-Pseudomonas aeruginosa 300
milhões
-Serratia marcescens 100
milhões
-Haemophilus influenza 100
milhões
-Candida albicans 100
Un.Noon
-Penicillinum sp 100 Un.Noon
-Alternaria sp 100 Un.Noon
-Rhodotorula muscilaginosa 100
Un.Noon
-Mucor racemosus 100
Un.Noon
-Hormodendrum 100
Un.Noon
-Aspergilus niger 100 Un.noon
-Cloridrato de lisozima 0,7 mg

Posologia:
1 comprimido ou 4 gotas ao dia em jejum por 30 dias; a seguir 1 comprimido ou 4 gotas em dias alternados por mais de 30 dias; recomenda-se a repeticao do esquema posologico apos 6 meses.

Reações adversas:
ndn

Contra indicações:
ndn

Indicações:

como estimulante imunitario nas afeccoes do aparelho respiratorio superior; bronquite asmatica, rinite alergica, sinusites agudas e cronicas, otites, amigdalites. - Complexo de antigenos, com eficaz acao estimulante do sistema imunitario do organismo. Constitui tipo de vacina especial de grande atuacao bronco-pulmonar.

Apresentação:

NIDEX= Dextrino Maltose

Nidex é um complemento energético composto de dextrinas,oligossacarídeos e maltose,obtidos por ação enzimática da amilase sobre o amido,acrescido de sacarose e enriquecido com vitamina B12

Indicações: Uma mistura equilibrada de carbohidratos para o enriquecimento calórico de sucos chás,leites que não contenham adicões de hidratos de carbono.

Composição Média:

Dextrinas	41%
Oligossacarídeos	30%
Sacarose	20%
Maltose	03%
Glicose	0,70%
Proteínas	0,15%
Sais Minerais	0,15%
Água	5,00%

Geralmente NIdex é administrado na proporção de 5% ou seja uma medida rasa de pó para cada 100 ml
OBS= 100 gr.de Nidex fornecem 379 calorias.

NIZORAL=cetoconazol

Posologia deve ser tomada sempre junto com uma das refeições
Adultos cand.vaginal= 2 cp 400 mg 1 tomada diária por 5 dias
Todas as demais indicações=1 cp=200 mg ao dia até pelo menos 1 semana após o desaparecimento dos sintomasou negativaçào dos exames micológicos.

Crianças= as doses foram calculadas de acordo com o peso corpóreo ou seja:

ate 20 kg= 1/4 cp=50 mg 1/dia
20 a 40 kg=1/2 cp= 100 mg 1x/ao dia
acima de 40 kg= 200 mg 1x/ao dia

Contra indicações

hipersensibilidade a droga
hepatopatas/hepatopatias
gravidez=estudo em cobaias apresentaram sindactilia,oligodactilias. Contra indicado
lactação= contra indicado

Composição cada cp=200 mg cetoconazol

Apresentação embalagens com 10 e 30 cp

OCERAL - Prods. Roche Quims. Farms. S.A.

COMPOSICAO : Cada 1 g de creme contem 10 mg de oxiconazol,
sob a forma de nitrato, numa emulsao facil-mente
lavavel. Cada 1 ml de solucao alcoolica contem 10 mg de oxiconazol, sob a forma de nitrato.

POSOLOGIA E ADMINISTRACAO : Oceral deve ser aplicado sobre as lesoes
cutaneas, uma vez ao dia, de preferencia a noite, ou a criterio medico. Oceral creme e adequado para todas as indicacoes menciona-das;
deve ser levemente esfregado com o dedo. Oceral solucao deve ser aplicada entre os dedos dos pes, e sobre o couro cabeludo. A duracao do tratamento depende de cada caso, porem em ter-mos
gerais, nao deve ser inferior a tres semanas. Para prevenir a recorrencia, o tratamento com Oceral deve ser mantido por uma a duas sema-nas
apos a completa recuperacao da pele.

PRECAUCOES : A solucao de Oceral nao deve entrar em contato
com os olhos ou membranas mucosas.

REACOES ADVERSAS : Oceral e geralmente bem tolerado. Em raros

casos, podem ocorrer reacoes cutaneas, tais como
sensacao de leve ardencia ou prurido.

CONTRA-INDICACOES : Hipersensibilidade aos componentes.

INDICACOES : Todas as infeccoes cutaneas devidas a
dermatofitos (do genero Trichophyton, Epidermophyton e Microsporum), leveduras (em
particular Candida albicans), fungos leveduriformes (Malassezia furfur, patogeno envolvido na pitiriase versicolor) e infeccoes mistas por fungos e bacterias Gram-positivas. Oceral pode ser utilizado em doencas por fungos que afetam as extremidades (como a Tinea pedis),
tronco, couro cabeludo e area genital externa (vulvite concomitante, balanite micotica, inclusive no tratamento profilatico do parceiro), assim como nas micoses que afetam as dobras cutaneas.

APRESENTACAO : Creme: 20 g. Solucao: 20 ml.

Acoes Terapeuticas : Antimicoticos sistemicos Antimicoticos tópicos

OXACILINA

Posologia: Crianças<40 kg-50 a 100 mg/kg/dia de 6/6 horas
Crianças >40 kg 250 a 1000mg/dose de 4/4 ou 6/6 horas

Via de Adim: IM EV

Produtos comerciais:

NOME COMERCIAL APRESENTAÇÃO	LABORATÓRIO
Staficilin-N frasco ampola 500 mg	Bristol
Oxacilina frasco ampola 500mg	Royton

PASALIX

Nome Comercial = Pasalix
Nome Genérico =Pasalix

Composição = cada drágea contém:
Extrato seco de passiflora incarnata 0,100g
Extrato seco de crataegus oxyacantha 0,030g
Extrato seco de salix alba 0,100g
Exp:lactose
Líquido:
Extrato fluído depassiflora incarnata 0,50 ml
Alcoolato de crataegus oxycantha 0,35 ml
Extrato mole de salix alba 0,25g
Excipiente:acucar

Posologia = Adultos=1 a 2 drágeas 1 a 2 xx/dia
Crianças líquido:
Lactentes 1/2 medida=2,5 ml 1 ou 2 xx/dia
Crianças de 2 a 5 anos 1 medida=5 ml 1 ou 2xx/dia
Crianças maiores 5 anos 2 medidas=10 ml 1 a 2 xx/dia

Adultos 3 a 4 medidas 15 a 20 ml
1 a 2 xx/dia

Indicações =Ansiedade,dist.comportamentoais do sono da criança,enurese não organica
hipertensões leves,Insonias,irritabilidade,Enurese noturna
C.Indicações =Não apresenta

Inf.Técnicas =Passiflora incarnata: conhecida popularmente como maracujá silvestre,possui como subs-tância ativa principal a passiflora ou armano. Desta substância se originam outros principios ativos: armina e o armolo.
Ações no SNC=Atua a nível da medula espinhal, provavelmente por interação com receptores das endorfinas naturais,diminuindo os est;imulos externos que chegam ao SNC. Atua eficazmente contra a insônia e na hiperexitabilidade nervosa induzindo sono próximo ao fisiológico. O despertar após o uso da passiflora é rápido e completo Não causa a depressão psíquica e a lentidão dos reflexos comuns aos hipnóticos e tranquilizantes(maiores e menores)
Ação no sistema nervoso parassinpático: tem uma ação colinérgica,bloqueando os efeitos da pilocarpina sobre a musculatura lisa intestinal. Essa ação atropínica pode aumentar a capacidade vesical e retardar o reflexo da micção. Além disso,este bloqueio muscarínico pode ser útil na proteção contra a broncoconstricção de origem

colinérgica.

Crataegus oxycantha:

Apresentação =DRAGEAS=cx com 20 drágeas
Líquido=frascom com 100 ml

PEDIALYTE - Abbott Laboratórios do Brasil - Solução estéril de eletrólitos, fisiologicamente equilibrada pronta para uso. - Sódio 30 mE 1000 ml; potássio 20 mEq/1000 ml; cálcio 4 mEq/1000 ml; magnésio 4 mEq/1000 ml; cloreto 30 mEq/1000 ml; lactato ?8 mEq/1000 ml; glicose 50 g/1000 ml; conteúdo calorico 20 cal/100 mL . Administração oral de líquidos e eletrólitos, necessários ao lactente e crianças com diarréia leve ou moderada como complemento e manutenção, após tsatamento parenteral, bem como apos intervenções ciríugicas e estados acompanhados de perda excessiva de líquidos ou ingestão insuficiente dos mesmos~ A posologia deverá ser baseada na avaliação clínica das necessidades do pacientc variando de acordo com a idade, peso corporal e grau de desidrataçãoo Uso por via oral~ Uma vez aberto o frasco, a solução deve ser ingerida dentro de 24 horas Frascos com 400 ml

PEN-VE-ORAL

PEN-VE-ORAL=penicilina V
Posologia=25.000 a 50.000 U/kg/dia de 6/6 ou 8/8 horas
Via=oral
Apresentacao= cp=500.000 U
líquido=400.000 U/5ml
PRIDECIL

Nome Comercial =PRIDECIL
Nome Genérico =BROMOPRIDE

Composição = cada 1 ml 24 gotas contém bromopride 4mg
cada capsula contém bromopride 10mg
cada 10 ml sol.oral contém bromopride 10 mg

Posologia =capsulas 1 a 2 cps 3xxx/dia ou a critério medico
gotas 6 gotas=1mg/kg/dia div. 4-6 tomadas

Indicações = antiemético e normalizador da motricidade gastroduodenal,indicado para nauseas e vomitos de qualquer origem,gastroduodenites,úlcera do bulbo,hernias hiatais,retocolites,ulcera gástrica,epigastralgias,cólicas e clopatias espasmódicas,anorexia,regurgitação,, disfalgias,nauseas e vomitos de origem menstrual e gravídica,dispepsias de fermentação,

disturbios digestivos,preparações e explorações endoscópicas,vomitos anestésicos,soluços,meteorismo abdominal pós operatório,manifestações digestivas pós aplicação de radioterapia.
C.Indicações =Deve ser evitada a associação com medicção neurolépticas. Precaução: Não associar com medicação atropínica para que não seja anulada a ação do bromopride sobre a motricidade gastroentérica,adiministrar sobre controle médico no primeiro trimestre da gravidez.

Inf.Técnicas =vide indicações

Apresentação =cps cx contendo 20 cps frascos com 10 ml solução frascos com 100 ml

PASALIX

Nome Comercial = Pasalix
Nome Genérico =Pasalix
Composição = cada drágea contém:
Extrato seco de passiflora incarnata 0,100g
Extrato seco de crataegus oxyacantha 0,030g
Extrato seco de salix alba 0,100g
Exp:lactose

Líquido:
Extrato fluído depassiflora incarnata 0,50 ml
Alcoolato de crataegus oxycantha 0,35 ml
Extrato mole de salix alba 0,25g
Excipiente:acucar

Posologia = Adultos=1 a 2 drágeas 1 a 2 xx/dia
Crianças líquido:
Lactentes 1/2 medida=2,5 ml 1 ou 2 xx/dia
Crianças de 2 a 5 anos 1 medida=5 ml 1 ou 2xx/dia
Crianças maiores 5 anos 2 medidas=10 ml 1 a 2 xx/dia
Adultos 3 a 4 medidas 15 a 20 ml

1 a 2 xx/dia

Indicações =Ansiedade,dist.comportamentoais do sono da criança,enurese não organica
hipertensões leves,Insonias,irritabilidade,Enurese noturna
C.Indicações =Não apresenta

Inf.Técnicas =Passiflora incarnata:

Conhecida popularmente como maracujá silvestre,possui como subs-
tância ativa principal a passiflora ou armano. Desta substância se originam outros principios ativos: armina e o armolo.
Ações no SNC=Atua a nível da medula espinhal, provavelmente por interação com receptores das endorfinas naturais,diminuindo os est;imulos externos que chegam ao SNC. Atua eficazmente contra a insônia e na hiperexitabilidade nervosa induzindo sono próximo ao fisiológico. O despertar após o uso da passiflora é rápido e completo Não causa a depressão psíquica e a lentidão dos reflexos comuns aos hipnóticos e tranquilizantes(maiores e menores)
Ação no sistema nervoso parassinpático: tem uma ação colinérgica,bloqueando os efeitos da pilocarpina sobre a musculatura lisa intestinal. Essa ação atropínica pode aumentar a capacidade vesical e retardar o reflexo da micção. Além disso,este bloqueio muscarínico pode ser útil na

proteção contra a broncoconstricção de origem colinérgica.

Crataegus oxycantha:

Apresentação =DRAGEAS=cx com 20 drágeas Líquido=frascom com 100 ml

PLASIL=METOCLOPRAMIDA

Posologia: 0,5 a 1mg/kg/dia de 8/8 horas, nao ultrapassar 15mg/dia
<s de 6 anos nao devem ultrap. 0,1mg/kg/dose****

Via: oralim,retal

Apres: sol.oral 5mg/5ml
gotas 4 mg/ml Prat=1g/kg/dose
cp=10mg
ampolas de 2ml=10mg.

REVIVAN

Nome Comercial =REVIVAN
Nome Genérico =dopamina
Composição =cada ampola de 10 ml contém 50 mg de 3,4 hdroxifenetilamina cloridrato

Posologia =O revivan é destinado exclusivamente ao uso hospitalar e deve ser adiministrado exclusivamente por via endo venosa em fleboclise,sob direto controle médico.

Indicações =Estados de choque de qualquer natureza.
C.Indicações =
Inf.Técnicas =
Apresentação =caixas com 10 ampolas de 10 ml

RINO-LASTIN

Nome Comercial =Rino-lastin
Nome Genérico =cloridrato de azelastina
Laboratório =ASTRA Médica
Composição =cloridrato de azelastina
Posologia =fazer uma aplicação em cada narina duas vezes ao dia,ou a critério médico,antes da aplicacão fazer a higiene nasal, posicionar o bico do frasco nebulizador voltado para cima na entrada da narina e pressionar a haste da válvula para baixo.A cabeça deve ser mantida para cima em posição vertical durante a aplicação. cda jato de nebulização contém 0,14 mg de cloridrato de azelastina. O spray nasal pode ser usado até o desaparecimento dos sintomas,sendo que o uso crônico não deve ultrapassar os 6 meses

Indicações =rinite alérgica
C.Indicações =hipersensibilidade aos componentes,deve se considrar também a hipersensibilidade ao cloreto de benzalcônio e ácido edético.
Reações adev. =O uso pode provocar irritação em mucosas nasais inflamadas,podendo levar em casos isolados,a sangramento nasal. A aplicação errada no posicionamento da cabeça inclinida para trás pode ocasionar a sensação de sabor amargo.
Interação med = Uma in-

teração com a cimetidina não pode ser excluída, sendo recomendável,portanto,que o paciente sob terapeutica com azelastina faça uso de outros antagonistas de receptores H2. Outras interações medicamentosas não foram observadas até o momento.

Inf.Técnicas =anti histamínico em spray nasal.age em 15 minutos.
A azelastina é um novo agente terapêutico com propriedade antialérgica de longa duração. Um importante aspecto do mecanismo de ação da azelastina é o seu efeito sobre a liberação de mediadores químicos da hipersensibilidade imediata. Redução naq liberaçãop de leucotrieno. A liberação da histamina a partir de mastócitos e basófilos provávelmente é antagonizada tanto in vitro como in vivo.A azelastina também inibe as reações patológicas provocadas pela histamina, principalmente a sua pronunciada atividade no antagonismo seletivo aos receptores H1.

Apresentação =sray nasal frasco nebulizador contendo 10 ml
central de at.ao cliente=0800-136900

RINOFLUIMUCIL - Zambon Labs. Farms. S.A.

COMPOSICAO : Cada ml contem: N-acetil-cisteina 0,01 g;
sulfato de tuaminoheptano 0,005 g; acetato de fludrocortisona 0,00003 g; cloreto de benzalconio 0,000125 g; solucao q.s.p. 1 cm \up4 3 .

POSOLOGIA E ADMINISTRACAO : instilacoes em cada narina: 1-3 gotas nas
criancas e 3-5 gotas nos adultos, 3-4 vezes por dia. Aerosol: 1-2 ml por inalacao, 1-2 vezes por dia. O frasco apos aberto, deve ser mantido tampado entre um uso e outro e e utilizavel por um periodo nao superior a 20 dias.

INDICACOES : rinites agudas, subagudas com exsudatos
mucopurulentos e de resolucao lenta. Rinites cronicas e mucocrostosas. Rinites vasomotoras ou
alergicas. Sinusites. Pos-cirurgia das cavidades nasais e paranasais.

APRESENTACAO : frasco com conta-gotas contendo 12 ml da
solucao.

Acoes Terapeuticas : Aerosois

Antissepticos ORL
Descongestionantes nasais topicos
Mucoliticos

ROCEFIN=ceftriaxona

Posologia Prematuros e rn..20 a 50 mg/kg/dia 24/24 horas
lactentes e cr.menores 12 anos 20 a 100mg/kg/dia de 24/24/horas
>s de 12 anos= 1g a 2g 1x/dia
Profilaxia operatória =1 a 2g ev 30minutos a 2 horas antes da cirurgia.

Cefalosporina de terceira geração de uso IM em 1 dose diária
Uma boa indicação parao tratamento ambulatorial de doenças antes passíveis de internação hospitalar
destacndo se entre elas,as pielonefrites,osteomielites e pneumonias.

FRasco ampola 250 mg IM cx c/5 +dil EM
500 mg im cx c/5 +dilEM
1000 mg im

250,500 ,1000 mg frasco ampola EV. c/c5 +dil EM

existe para im e ev.
CEFTRIAXONA sob a forma de sal dissódico.
Apresentações IM=frasco ampola 250,500 e 1g com ampola diluente de xilocaína 1%

EV=frasco ampola ,5 e 1g com ampola diluente de água bi-destilada.

CONTRA INDICAÇÕES: hipersensibilidade as cefalosporinas,em pacientes hipersensíveis a penicilina deve se levar em conta a possibilidade de reações alérgicas cruzadas.

ROTRAM= Roxitromicina

Uso adulto e pediátrico.

Inform.Técnicas: O Rotram=roxitromicina é um antibiótico bactericida semi sintético da família dos macrolídeos que atua inibindo a sínteses proteica da célula bacteriana.Seu espectro anti bacteriano natural é o seguinte:
Streptococcus A,streptococcus mitis,sanguis,viridans,agalactiae.
Pneumococcus
Meningococcus
Gonococcus
Bordetella pertussis
Branhamella catarrhalis
Corinobacterium diphteriae
Listeria monocytogenes
Clostridium
Mycoplasma pneumoniae
Pasteurela multocida
Chlamidea trachomatis e pssitaci
Ureaplasma urealyticum
Legionella pneumophila
Campylobacter
Gardnerella vaginalis
Espécies variavelmente sensíveis de Haemophilus influenza,Bacteróide fragilis,
vibrio cholerae,stphylococus aureus.
Espécies resistentes de Enterobactérias e pseudomonas

Elementos de Farmacocinética:

Absorção: Rápida,o antibiótico é encontrado no soro desde o 15 minuto ,o pico sérico situa-se em 1 a 2 whoras após a administração oral.Foi demonnstrado que a administração 15 minutos antes da refeição não produz modificação da farmacocinética em um indivíduo normal.

Indicações: Notadamente em otorrinolaringologia,pneumologia e dermatologia.

Contra Ind. Alergia aos macrolídeos,uso concomitante com alcalóides do ergot.

Precauções Em casos de insuficiência hepática a administraçào não é recomendada

Inter.med. Foram descritos manifestações de ergotismo com possibilidade de necrose de extremidades após o emprego simultâaneo de macrolídeos e produtos a base de ergotamina ou outros derivados vasoconstritores do ergot e do centeio.
Maiores detalhes =vide bula.

Como regra sugere-se:

idade	peso	Esq.terapeutico
Até 1 ano	5-9 kg	1 a 2 cp de

50 mg em tomada única.
Até 6 anos 10-19 kg 1 a 2 cp de 50-100 mg em tomada única diária.
Até 10 anos 20 a 29 kg 1 a 2 cp de 100 mg em tomada única diária.
Maior que 10 anos >30 kg 1 cp de 300 mg em tomada única /DIÁRIA

Apresenta,ão: cp 300 mg estojo com 5 cp cor azulk
cp 100 mg estojo com 10 cp de cor branca
cp 50mg estojo com 10 cp de cor branca *** comprimidos solúveis.

SECNIDAL=Secnidazol

POSOLOGIA PRÁTICA= INF= 1ML /KG/DOSE UNICA.

POSOLOGIA= :
adultos CRIANÇAS
-Tricomoníase= Dose Unica=4cp (2g)(=p/conjuge)
-Amebáse, Giardíase=Dose única 4 cp
Dose única 30 mg/kg/dia max=2g
ou seja 1ml/kg tomada única.
-Amebáse Hepática= 500mg(1 cp)3xx/dia suspensão=30mg/kg/dia max=2g
por 5 a 7 as. por
5 a 7 dias ou seja 1ml/kg/dia
por 5 a 7 dias.
APRESENTAÇÃO: estojos com 4 e 8 cp de 500mg
Frascos 450mg (30mg/ml) para diluição em 15 ml de água.
Frascos 900mg(30mg/ml) para diluição com 30 ml de água

INSTRUÇÕES DE USO:
1-remover a tampa
2-adicionar água até indicador do frasco
3-colocar a tampa e agitar vigorosamente 1 minuto

4-Adiministrar em seguida utilizando o copo medida.

Somente adiministrar utilizando o copo medida que acompanha o produto

PRECAUÇÕES:
-Como acontece com outros imidazólicos deve - se evitar a ingestão de bebidas alcoólicas durante o tratamento com secnidal e até 4 dias após o seu término.
-Recomenda-se tambémevitar em pacientes com antecedentes de discrasias sanguíneas e disturbios neurológicos.

INTERAÇÕES MED: Efeito antabuse se ingerido concomitante com bebida alcoólica.

Não associar ao dissulfiram-risco de surto delirante.,estado confusional

Não associa a warfarina.(aumenta o efeito anti-coagulante)

REAÇÕES ADVERSAS Disturbios digestivos: náuses,gastralgia,gosto metálico,glossites,estomatites

Erupções urticariformes

leucopenia moderada reversível com a susp.do trat.

Raramente-vertigem,

fen.incoordenação,ataxia,parestesias,polineuri-
tes sensitivo motoras.

SINUTAB

Nome Comercial = SINUTAB
Nome Genérico =ndn

Posologia = a critério médico

Indicações = gripes,resfriados,sinusites,rinites,coriza etc..
C.Indicações =
Inf.Técnicas =
Apresentação = caixas com 30 comprimidos sulcados

SYNTOCINON SPRAY - Sandoz S.A.

COMPOSICAO : cada ml da solucao spray nasal contem:
oxitocina sintetica: 40 U.I.

POSOLOGIA E ADMINISTRACAO : a dose usual e de uma nebulizacao (1 dose graduada de 4 UI de oxitocina), administrada 2 a 5 minutos antes de amamentar o lactente ou de retirar o leite com a bomba de succao.

PRECAUCOES : deve ser mantido fora do alcance das criancas.

REACOES ADVERSAS : devido ao efeito uterotonico, este produto pode provocar contracoes uterinas semelhantes as que se apresentam com a succao do lactente. Em raras ocasioes, registraram-se reacoes cutaneas alergicas, nauseas ou cefaleias. - Superdosagem: nao foi registrado nenhum caso de superdosagem aguda. Caso ocorresse, seria de se esperar que nao causaria efeitos nocivos, ja que a quantidade de nebulizacao em excesso passaria ao trato alimentar, onde sofreria rapida inativacao.

CONTRA-INDICACOES : hipersensibilidade ao farmaco. Gravidez. Como a resposta uterina a oxitocina administrada por via intranasal e variavel, Syntocinon Spray nasal nao deve ser utilizado no controle do trabalho de parto.

INDICACOES : estimulacao da ejecao de leite em mulheres com dificuldades para amamentar ou extrair o leite.

Prevencao e tratamento do ingurgitamento lacteo das mamas e prevencao da mastite.

APRESENTACAO : frasco com 5 ml de solucao spray NASAL

TANDRILAX

Composição 1cp: paracetamol
350 mg
Carisoprodol 150 mg
cafeína 50 mg

Posologia: 1 a 2 cp de 2 a 4 xx/dia

Contra indicações: hipersensibilidade a um de seus componentes
primeiro trimestre da GRAVIDEZ lactação
Indicações relaxante muscular
Interação alcool,sedativos, tranquilizantes
Cuidados redução dos reflexos

ZENTEL=ALBENDAZOL

POSOLOGIA: >s 2 anos=2 cp de 200mg ou 1 de 4000mg dose única

ou 10ml da suspensao. cp/mastigáveis.

GIARDÍASE= DOSE ÚNICA DIÁRIA DE 1 CP POR 5 DIAS.

Via oral

Apres: cp mastigáveis de 200mg

susp.oral 400mg/10ml Apresentação nova com 5 comprimidos.

Atividade também contra a giárdia 97% de erradicação da giárdia 2 dias após término do tratamento.

VITAMINA A

Posologia CASOS GRAVES
menores de 1 ano 5000-10.000 UI/dia
1 a 8 anos=5000 a 15.000 UI/dia
acima de 8 anos=50.000-100.000 UI/dia
Via oral e IM

Produtos comerciais

NOME COMERCIAL LABORATÓRIO
APRESENTAÇÃO

Arovit Roche
drágeas 50.000 UI
frascos 150.000 UI/ml
ampolas 300.000Ui
Vitamina A Laborsil
drágeas 50.000 Ui

VITAMINA B12 coenzima

Posologia lactentes=0,5 mg/dia
crianças 2 a 5 mg/dia

Via Administração oral

Produtos comerciais

NOME COMERCIAL LABORATÓRIO
APRESENTAÇÃO

Enzicoba Farmasa micro
comprimidos 1 e 5 mg

WINTOMYLON=ácido nalidíxico

Posologia= acima de 3 meses...=55mg/kg/dia de 6/6 horas
terapia a longo prazo=33mg/kg/dia de 6/6 horas

Apres= cp=500mg
sup.250mg/5ml 1ml=50mg

Prático=1ml/kg/dia div.6/6
ROTRAM= Roxitromicina
Uso adulto e pediátrico.
Inform.Técnicas: O Rotram=roxitromicina é um antibiótico bactericida semi sintético da família dos macrolídeos que atua inibindo a sínteses proteica da célula bacteriana.Seu espectro anti bacteriano natural é o seguinte:
Streptococcus A,streptococcus mitis,sanguis,viridans,agalactiae.
Pneumococcus
Meningococcus
Gonococcus
Bordetella pertussis
Branhamella catarrhalis
Corinobacterium diphteriae
Listeria monocytogenes
Clostridium
Mycoplasma pneumoniae
Pasteurela multocida
Chlamidea trachomatis e pssitaci
Ureaplasma urealyticum
Legionella pneumophila

Campylobacter
Gardnerella vaginalis
Espécies variavelmente sensíveis de Haemophilus influenza,Bacteróide fragilis,
vibrio cholerae,stphylococus aureus.
Espécies resistentes de Enterobactérias e pseudomonas
Elementos de Farmacocinética:

Absorção:Rápida,o antibiótico é encontrado no soro desde o 15 minuto ,o pico sérico situa-se em 1 a 2 whoras após a administração oral.Foi demonnstrado que a administração 15 minutos antes da refeição não produz modificação da farmacocinética em um indivíduo normal.

Indicações: Notadamente em otorrinolaringologia,pneumologia e dermatologia.

Contra Ind. Alergia aos macrolídeos,uso concomitante com alcalóides do ergot.

Precauções Em casos de insuficiência hepática a administraçào não é recomendada

Inter.med.=Foram descritos manifestações de ergotismo com possibilidade de necrose de extremidades após o emprego simultâaneo de macrolídeos e produtos a base de ergotamina ou outros derivados vasoconstritores do ergot e do centeio. Maiores detalhes =vide bula.

Como regra sugere-se:
idade peso Esq.terapeutico

Até 1 ano 5-9 kg 1 a 2 cp de 50 mg em tomada única.
Até 6 anos 10-19 kg 1a 2 cp de 50-100 mg em tomada única diária.
Até 10 anos 20 a 29 kg 1 a 2 cp de 100 mg em tomada única diária.
Maior que 10 anos >30 kg 1 cp de 300 mg em tomada única dia

Apresenta,ão: cp 300 mg estojo com 5 cp cor azulk
cp 100 mg estojo com 10 cp de cor branca
cp 50mg estojo com 10 cp de cor branca *** comprimidos solúveis.

ZETIR=dicloridrato de cetirizina

Composição: cp dicloridrato de cetirizina 10 mg
excipiente qsp 1 cp

dicloridrato de cetirizina 5 mg
exipiente qsp 5 ml

prático= 1mg/ml

Posologia: adultos e crianças >s 12 anos 1c 1x/dia ou 10 ml sol.oral 1x/dia

crianças 6 a 12 anos 5mg=1/2 cp 2xx/dia ou 10 mg =1 cp 1x/dia

10 mg=10 ml 1x/dia ou 5 mg=5ml 2xx/dia

crianças 2 a 6 anos 5 mg=5 ml 1,dia ou 2,5 mg=2,5 ml 1/ 1x ao dia

Informações técnicas :
O dicloridrato de cetirizina substancia ativa do zetir ,é uma droga anti-histamínica
com alta atividade e afinidade para os receptores histamínicos H1,sem apresentar efeitos anticolinérgicos e anti serotonicos de significância.Os estudos demonstraram que é um anti-histamínico muito potente.Além do efeito antaagonista sobre os receptores H1 outros efeitos como a

inibição da liberação de histamina e efeito inibitório sobre a migração dos eosinófilos.A citerizina diminui significativamente a reatividade bronquica provocada pela histamina no paciente asmático.

Indicações:rinite alérgica,conjuntivite alérgica,urticária.outras afecções alérgicas.

Contra ind: Não é indicado em pacientes com idade inferior a 2 anos por não haver ainda documentação suficiente de seu uso nesta faixa etária.

ZITROMAX= azitromicina

DOSE= 10 MG/KG/DIA DOSE UNICA DIARIA 3 A 5 DIAS

Posologia: 10 mg/kg/dia,dose única diária por 3 a 5 dias dependendo da severidade da doenca.
Criancas com peso acima de 45 kg=500 mg/dose unica diária por 3 a 5 dias dependendo da gravidade da doenca.

Apresentação: Frasco com pó para susp.oral com 600 mg (trat.compl p/crianças até 20 kg 3-dias)
Frasco com pó para susp oral com 900 mg

Acompanha o zitromax 600 mg um frasco com 9 ml de água
Acompanha o frasco de zitromax 900 mg frasco com 12 ml de água.

VOLUME TOTAL da suspensão reconstituída: 1ml=40 mg

Frasco com 600 mg- 15 ml
Frasco com 900 mg=22,5 ml

Acompanha seringa p/ medição. Vide detalhes na bula.
Apresentação: Cápsulas de 250 mg embalagens com 6 cps
Cápsulas de 250 mg embalagens com 4 cps

Pó para suspensão oral cada 5 ml contém Azitromicina desidratada 262,05 mg equivalente a 200 mg de Azitromicina. 5 ml=200 mg 1 ml=40 mg

ESQUEMA PRÁTICO: <15 Kg 10 mg/kg dose única 3 dias.
15-25 Kg 200 mg=5 ml em dose única 3
26-36 300 mg=7,5 ml dose única 3 dias
36-45 Kg 400 mg=10 ml dose única 3 dias
>45 Kg= Adulto 500 mg=12,5 ml dose única 3 dias

Chlamídeatrachomatis ou Neisséria gonorrhoeae dose única de 1grama.

TRABALHOS:

Já os novos macrolídeos(azitromicina e claritromicima,roxitromicina e outros)são antibióticos de estrutura química semelhantes a eritromicina,mas com espectro de ação ampliado.
A Azitromicina e a claritromicina exibem atividade contra:
S.pneumoniae
H.Influenza
Moraxella catarrhalis
Chlamydia pneumoniae
Mycoplasma pneumoniae
Legionella sp
tb.boa tividade: Neisseria gonorheae
Compylobacter jejuni
Bordetella pertussis

Ambas a azitromicina e a claritromicina oferecem vantagens em relação a eritromicina:
Vida média mais prolongada.
Maior concentração nos tecidos,neutófilos e macrófagos
Menos efeitos adversos em relação a eritromicina
'Pode ser empregada em dose única diária
Permite um tratamento de mais curta duração

Indicações:
otite média aguda
sinusite
faringoamigdalite
infecções cutâneas devido a estafilococcus e estreptococcus
infecções respiratórias causadas por S.pneumoniae,H.influenza,Mycoplasma e moraxella.

TABELAS EM PEDIATRIA

PESO MASCULINO

PESO MASCULINO — NA HORA H PEDIATRIA

IDADE meses	PESO (Kg) médio	IDADE meses	PESO (Kg) médio	IDADE meses	PESO (Kg) médio
03.	6.390	50.	16.945	97.	26.297
04.	6.902	51.	17.107	98.	26.500
05.	7.387	52.	17.271	99.	26.701
06.	7.845	53.	17.438	100.	26.902
07.	8.278	54.	17.607	101.	27.101
08.	8.688	55.	17.778	102.	27.300
09.	9.076	56.	17.952	103.	27.498
10.	9.443	57.	18.129	104.	27.696
11.	9.791	58.	18.308	105.	27.892
12.	10.120	59.	18.489	106.	28.089
13.	10.431	60.	18.673	107.	28.285
14.	10.726	61.	18.859	108.	28.481
15.	11.006	62.	19.048	109.	28.677
16.	11.272	63.	19.239	110.	28.874
17.	11.525	64.	19.432	111.	29.071
18.	11.765	65.	19.627	112.	29.269
19.	11.995	66.	19.824	113.	29.467
20.	12.213	67.	20.023	114.	29.668
21.	12.422	68.	20.224	115.	29.869
22.	12.622	69.	20.427	116.	30.073
23.	12.814	70.	20.631	117.	30.279
24.	12.999	71.	20.836	118.	30.488
25.	13.177	72.	21.043	119.	30.700
26.	13.349	73.	21.251	120.	30.916
27.	13.516	74.	21.461	121.	31.136
28.	13.678	75.	21.671	122.	31.360
29.	13.836	76.	21.882	123.	31.589
30.	13.990	77.	22.093	124.	31.824
31.	14.142	78.	22.305	125.	32.065
32.	14.290	79.	22.518	126.	32.313
33.	14.437	80.	22.731	127.	32.569
34.	14.582	81.	22.944	128.	32.832
35.	14.726	82.	23.158	129.	33.105
36.	14.869	83.	23.371	130.	33.387
37.	15.012	84.	23.584	131.	33.679
38.	15.154	85.	23.796	132.	33.983
39.	15.297	86.	24.009	133.	34.298
40.	15.440	87.	24.221	134.	34.627
41.	15.583	88.	24.432	135.	34.969
42.	15.728	89.	24.643	136.	35.326
43.	15.874	90.	24.853	137.	35.698
44.	16.022	91.	25.062	138.	36.087
45.	16.171	92.	25.270	139.	36.494
46.	16.322	93.	25.477	140.	36.920
47.	16.474	94.	25.684	141.	37.376
48.	16.629	95.	25.889	142.	37.833
49.	16.786	96.	26.094	143.	38.323
				144.	38.836

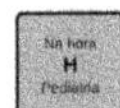

PESO FEMININO

PESO FEMININO

NA HORA H PEDIATRIA

IDADE meses	PESO(kg) médio	IDADE meses	PESO(Kg) médio	IDADE meses	PESO(Kg) médio
03.	5.898	50.	16.915	97.	25.398
04.	6.364	51.	17.075	98.	25.594
05.	6.810	52.	17.237	99.	25.792
06.	7.237	53.	17.399	100.	25.991
07.	7.645	54.	17.562	101.	26.190
08.	8.035	55.	17.727	102.	26.391
09.	8.408	56.	17.892	103.	26.594
10.	8.765	57.	18.058	104.	26.798
11.	9.107	58.	18.225	105.	27.004
12.	9.435	59.	18.393	106.	27.212
13.	9.749	60.	18.563	107.	27.422
14.	10.051	61.	18.733	108.	27.634
15.	10.340	62.	18.904	109.	27.849
16.	10.618	63.	19.077	110.	28.066
17.	10.886	64.	19.251	111.	28.287
18.	11.143	65.	19.425	112.	28.510
19.	11.391	66.	19.601	113.	28.738
20.	11.631	67.	19.777	114.	28.969
21.	11.862	68.	19.955	115.	29.204
22.	12.086	69.	20.133	116.	29.444
23.	12.302	70.	20.313	117.	29.689
24.	12.512	71.	20.493	118.	29.939
25.	12.716	72.	20.674	119.	30.194
26.	12.915	73.	20.856	120.	30.456
27.	13.108	74.	21.039	121.	30.724
28.	13.297	75.	21.222	122.	30.999
29.	13.481	76.	21.407	123.	31.281
30.	13.662	77.	21.591	124.	31.571
31.	13.839	78.	21.777	125.	31.869
32.	14.012	79.	21.963	126.	32.176
33.	14.184	80.	22.149	127.	32.493
34.	14.352	81.	22.337	128.	32.820
35.	14.519	82.	22.524	129.	33.157
36.	14.683	83.	22.712	130.	33.506
37.	14.846	84.	22.901	131.	33.866
38.	15.008	85.	23.090	132.	34.239
39.	15.168	86.	23.280	133.	34.625
40.	15.328	87.	23.470	134.	35.025
41.	15.487	88.	23.660	135.	35.440
42.	15.645	89.	23.851	136.	35.870
43.	15.804	90.	24.042	137.	36.317
44.	15.962	91.	24.234	138.	36.780
45.	16.120	92.	24.427	139.	37.262
46.	16.278	93.	24.619	140.	37.763
47.	16.436	94.	24.813	141.	38.283
48.	16.595	95.	25.007	142.	38.824
49.	16.755	96.	25.202	143.	39.387
				144.	39.972

Na hora H Pediatria

PERIMETRO CEFÁLICO

PERÍMETRO CEFÁLICO

NA HORA
H
PEDIATRIA

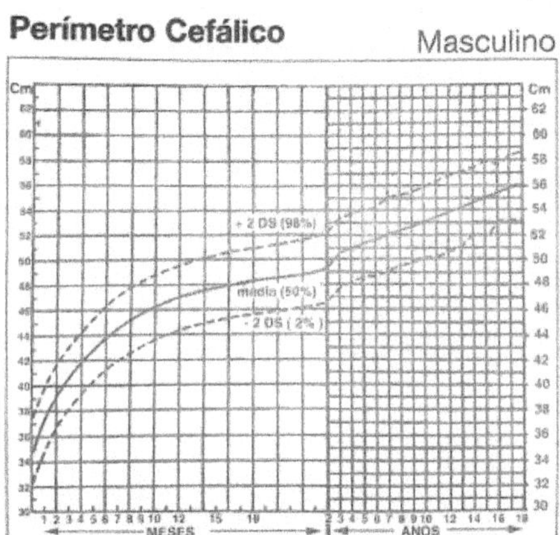

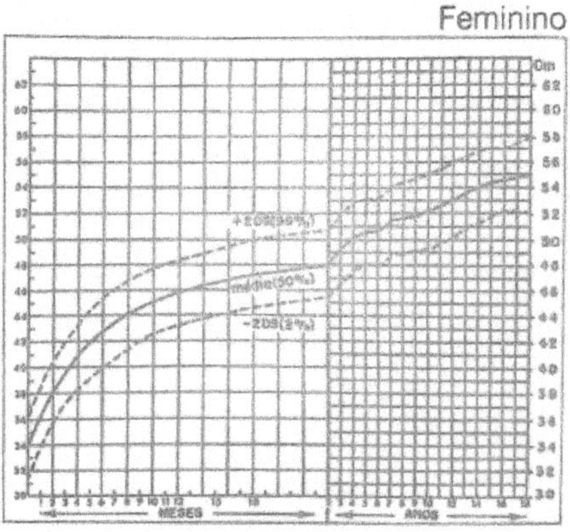

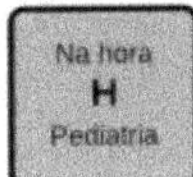

PRESSÃO ARTERIAL MENINAS

LEITURAS DE PRESSÃO ARTERIAL NORMAL EM CRIANÇAS MENINAS :

SECOND TASK FORCE PRESSURE CONTROL IN CHILDREN, NATIONAL HEART, LUNG AND BLOOD INSTITUTE

HAS LEVE : PA > 10 mmHg DE P.95 MODERADA : PA > 10-20 mmHg DE P.95 GRAVE : PA > 20 mmHg DE P.95

PERCENTUAL DE PRESSÃO SISTÓLICA

IDADE	5.º	10.º	50.º	90.º	95.º
1 DIA	46	50	65	80	84
3 DIAS	53	57	72	86	90
7 DIAS	60	64	78	93	97
1 MÊS	65	69	84	98	102
2 MESES	68	72	87	101	106
3 MESES	70	74	89	104	108
4 MESES	71	75	90	105	109
5 MESES	72	76	91	106	110
6 MESES	72	76	91	106	110
7 MESES	72	76	91	106	110
8 MESES	72	76	91	106	110
9 MESES	72	76	91	106	110
10 MESES	72	76	91	106	110
11 MESES	72	76	91	105	110
1 ANO	72	76	91	105	110
2 ANOS	71	76	90	105	109
3 ANOS	72	76	91	106	110
4 ANOS	73	78	92	107	111
5 ANOS	75	79	94	109	113
6 ANOS	77	81	96	111	115
7 ANOS	78	83	97	112	116
8 ANOS	80	84	98	114	118
9 ANOS	81	86	100	115	119
10 ANOS	83	87	102	117	121
11 ANOS	86	90	105	119	123
12 ANOS	88	92	107	122	126
13 ANOS	90	94	109	124	128
14 ANOS	92	96	110	125	129
15 ANOS	93	97	111	126	130
16 ANOS	93	97	112	127	131
17 ANOS	93	98	112	127	131
18 ANOS	94	98	112	127	131

PERCENTUAL DE PRESSÃO DIASTÓLICA

IDADE	5.º	10.º	50.º	90.º	95.º
1 DIA	38	42	55	68	72
3 DIAS	38	42	55	68	72
7 DIAS	38	41	54	67	71
1 MÊS	35	39	51	65	69
2 MESES	34	38	51	64	69
3MESES	35	38	51	64	68
4 MESES	35	39	52	65	69
5 MESES	36	39	53	65	69
6 MESES	36	40	53	66	69
7 MESES	36	40	53	66	70
8 MESES	37	40	53	66	70
9 MESES	37	41	54	67	70
10 MESES	37	41	54	67	71
11 MESES	38	41	54	67	71
1 ANO	38	41	54	67	71
2 ANOS	40	43	56	69	73
3 ANOS	40	43	56	69	73
4 ANOS	40	43	56	69	73
5 ANOS	40	43	56	69	73
6 ANOS	40	44	57	70	74
7 ANOS	41	45	58	71	75
8 ANOS	43	46	59	72	76
9 ANOS	44	48	61	74	77
10 ANOS	46	49	62	75	78
11 ANOS	47	51	64	77	81
12 ANOS	49	53	66	78	82
13 ANOS	46	50	64	78	82
14 ANOS	49	53	67	81	85
15 ANOS	49	53	67	82	86
16 ANOS	49	53	67	81	85
17 ANOS	48	52	66	80	84
18 ANOS	48	52	66	80	84

PRESSÃO ARTERIAL MENINOS

LEITURAS DE PRESSÃO ARTERIAL NORMAL EM CRIANÇAS MENINOS :

SECOND TASK FORCE PRESSURE CONTROL IN CHILDREN, NATIONAL HEART, LUNG AND BLOOD INSTITUTE

HAS LEVE : PA > 10 mmHg DE P.95 MODERADA : PA > 10-20 mmHg DE P.95 GRAVE : PA > 20 mmHg DE P.95

PERCENTUAL DE PRESSÃO SISTÓLICA						PERCENTUAL DE PRESSÃO DIASTÓLICA					
IDADE	5.°	10.°	50.°	90.°	95.°	IDADE	5.°	10.°	50.°	90.°	95.°
1 DIA	54	58	73	87	92	1 DIA	38	42	55	69	72
3 DIAS	55	59	74	89	93	3 DIAS	38	42	55	68	73
7 DIAS	57	62	76	92	96	7 DIAS	37	41	54	67	71
1 MÊS	67	71	86	101	105	1 MÊS	35	39	52	64	68
2 MESES	72	76	91	106	110	2 MESES	33	37	50	63	66
3 MESES	72	76	91	106	110	3MESES	33	37	50	63	66
4 MESES	72	76	91	105	110	4 MESES	34	37	50	63	67
5 MESES	72	76	91	105	110	5 MESES	35	39	52	65	68
6 MESES	72	76	90	105	109	6 MESES	36	40	53	66	70
7 MESES	71	76	90	105	109	7 MESES	37	41	54	67	71
8 MESES	71	75	90	105	109	8 MESES	38	42	55	68	72
9 MESES	71	75	90	105	109	9 MESES	39	43	55	68	72
10 MESES	71	75	90	105	109	10 MESES	39	43	56	69	73
11 MESES	71	76	90	105	109	11 MESES	39	43	56	69	73
1 ANO	71	76	90	105	109	1 ANO	39	43	56	69	73
2 ANOS	72	76	91	106	110	2 ANOS	39	43	56	68	72
3 ANOS	73	77	92	107	111	3 ANOS	39	42	55	68	71
4 ANOS	74	79	93	108	112	4 ANOS	39	43	56	69	72
5 ANOS	76	80	95	109	113	5 ANOS	40	43	56	69	73
6 ANOS	77	81	96	111	115	6 ANOS	41	44	57	70	74
7 ANOS	78	83	97	112	116	7 ANOS	42	45	58	71	75
8 ANOS	80	84	99	114	118	8 ANOS	43	47	60	73	76
9 ANOS	82	86	101	115	119	9 ANOS	44	48	61	74	78
10 ANOS	84	88	102	117	121	10 ANOS	45	49	62	75	78
11 ANOS	86	90	105	119	123	11 ANOS	47	50	63	76	80
12 ANOS	88	92	107	121	126	12 ANOS	48	51	64	77	81
13 ANOS	90	94	109	124	128	13 ANOS	45	49	64	77	81
14 ANOS	93	97	112	126	131	14 ANOS	46	50	64	78	82
15 ANOS	95	99	114	129	133	15 ANOS	47	51	65	79	83
16 ANOS	98	102	117	131	136	16 ANOS	49	53	67	81	85
17 ANOS	100	104	119	134	138	17 ANOS	51	55	69	83	87
18 ANOS	102	106	121	136	140	18 ANOS	52	56	70	84	88

SUPERFÍCIE CORPORAL

Superfície Corpórea Queimada

SCQ = SC X %ÁREA QUEIMADA

Idade / Área queimada	Nascimento a 1a	1-4a	5-9a	10-14a	15a	Adulto
Cabeça	19%	17%	13%	11%	9%	7%
Pescoço	2%	2%	2%	2%	2%	2%
Tórax Anterior	13%	13%	13%	13%	13%	13%
Tórax Posterior	13%	13%	13%	13%	13%	13%
Nádega D	2,5%	2,5%	2,5%	2,5%	2,5%	2,5%
Nádega E	2,5%	2,5%	2,5%	2,5%	2,5%	2,5%
Genitália	1%	1%	1%	1%	1%	1%
Braço D	4%	4%	4%	4%	4%	4%
Braço E	4%	4%	4%	4%	4%	4%
Antebraço D	3%	3%	3%	3%	3%	3%
Antebraço E	3%	3%	3%	3%	3%	3%
Mão D	2,5%	2,5%	2,5%	2,5%	2,5%	2,5%
Mão E	2,5%	2,5%	2,5%	2,5%	2,5%	2,5%
Coxa D	5,5%	6,5%	8%	8,5%	9%	9,5%
Coxa E	5,5%	6,5%	8%	8,5%	9%	9,5%
Perna D	5%	5%	5,5%	6%	6,5%	7%
Perna E	5%	5%	5,5%	6%	6,5%	7%
Pé D	3,5%	3,5%	3,5%	3,5%	3,5%	3,5%
Pé E	3,5%	3,5%	3,5%	3,5%	3,5%	3,5%
TOTAL						

TANNER FEMININO

TANNER FEMININO

NA HORA H PEDIATRIA

ESCALA MATURAÇÃO SEXUAL

Estágios de Tanner - Desenvolvimento Puberal Feminino

Mamas		
	M1 (mamas infantis)	Estádio de mamas pré-adolescentes. Há somente elevação das papilas.
	M2 (8-13 anos)	Estádio de broto mamário, com pequena elevação de mama e da papua e aumento do diâmetro da aréola.
	M3 (10-14 anos)	Cresomento da mama e da aréola parecendo uma pequena mama adulta. Não há separação dos contornos da mama e da aréola.
	M4 (11-15 anos)	Cresomento e projeção da aréola e da papua formando uma elevação acima do corpo da mama
	M5 (13-18 anos)	Estádio adulto com projeção apenas da papua, pois a aréola retoma para o contorno geral da mama.
Pêlos		
	P1 (pré-adolescência)	Ausência de pêlos pubianos.
	P2 (9-14 anos)	Crescimento asperso de pêlos finos, longos discretamente pigmentados, lisos ou discretamente encaracolados ao longo dos grandes lábios.
	P3 ($10\text{-}14^{1/2}$ anos)	Os pêlos tornam-se mais escuros, mais espessos e mais encaracolados, distribuindo-se na sínfise púbica.
	P4 (11-15 anos)	Pêlos do tipo adulto porém ainda em quantidade menor, não atingindo a superfície interna das coxas.
	P5 ($12\text{-}16^{1/2}$ anos)	Pêlos adultos em tipo e quantidade, atingindo a superfície internada coxa.

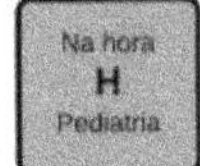

TANNER MASCULINO

TANNER MASCULINO	NA HORA H PEDIATRIA
ESCALA MATURAÇÃO SEXUAL	

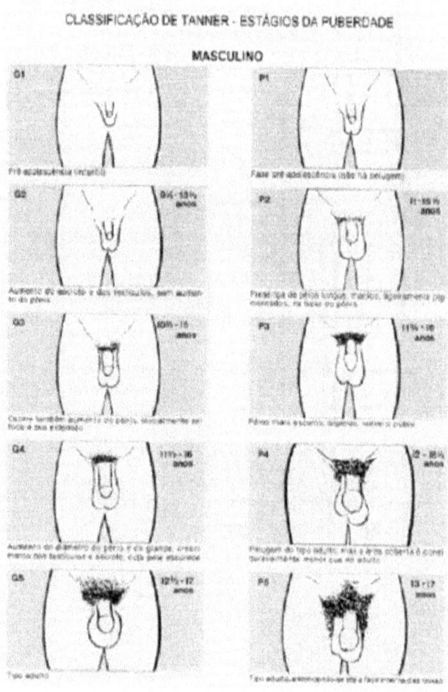

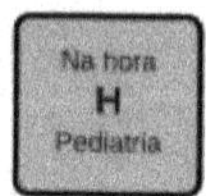

MEDICAÇÃO DE EMERGÊNCIA I

MEDICAÇÃO EMERGÊNCIA

NA HORA H PEDIATRIA

MEDICAMENTO	VIA	DOSE	PRÁTICO dose ml	OBS
ADRENALINA 1:10.000	EV IO ET	0,1 ML/KG	PESO/10	Fazer cada 3-5 minutos 1ml+9mlAD
ATROPINA	EV IM ET	0,02MG/KG	PX0,04	sem diluir mínimo 0,1 mg= 0,2 ml máximo= 0,5 mg= 1 ml
BICARBONATO 8.4%	EV IO	1ml/Kg	P=P ml	Diluir 1:1 SG ABD
GLICOsE 25%	EV IO	0.5G/kG	PESOX4 ml	Diluir 1:1 ABD EV lento
GLICOSE 50%	EV IO	0,5g/Kg	PESO X 2 ml	Diluir 1:1 ABD Ev lento
DOPAMINA Revivan 5 mg/ml	EV IO	2-40 mcg/Kg/min	P x 1,2 QSP= 100 ml	Frasco 10 ml= 5mg/ml diluir em 100 ml 1microGOTA/min= 1 microGrama/kg/min
ADRENALINA INF. CONTÍNUA	EV IO	0,1- 1 mcG/kg/m	P= microgotas = 0,1 mcG/kg/m	Diluir 0.6 ml SG.....10o ml mcgotas/min= microgramakg/min
LIDOCAÍNA 1% INF CONTÍNUA	EV IO	20-50 mcgr /kg/min	1 ml=10mg	120MG= 12 ML SG5%.....100 ML 1 A 2,5 microGotas/kg/min
LIDOCAINA 1% SEM vasoc 1 ml= 10 mg	EV IO	1MG/KG	P X 0,1	Fazer ml EV
DIAZEPAM VALIUM 1 ML=10MG	EV IO RETAL	0,3 mg/kg	PESO X **0,06**	EV SEM DILUIR
GLUC CA 10%	EV IO	0,6 MG KG	PESO X **0,6**	EV **LENTO**

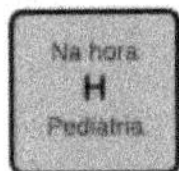

MEDICAÇÃO DE EMERGÊNCIA II

MEDICAÇÃO EMERGÊNCIA II	NA HORA H PEDIATRIA

MEDICAMENTO	VIA	DOSE	PRÁTICO dose ml	OBS
MIDAZONAN	EV IO	0,2 MG/KG	P X 0,04 dose ml	EV EM 1 MINUTO
FENTANIL	EV IO	3 MICROg/KG	PESO X 0,06	DILUIR 3 ML ABD EV EM 1 MINUTO
SUCCINILCOLINA	EV	1MG/KG	PES0 X 0,2 ML DA DILUIÇÃO 1:9	DILUIR 1ML + 9 ML SF EV LENTAMENTE
DOBUTAMINA	EV IO	2-20 microG/kg/min	PESO x 0,05 QSP..... 100	ML EM SG5% 1 microgota/min+ 1 micrograma/kg/minuto
MEPERIDINA DOLANTINA 2ml=100 mg	EV IO IM	1MG/KG	PESO X 0,2 da diluição 1 +9 ABD	Da diluição 1+9 ABD EV LENTO
NALOXON frascos 1000 mg	EV ET IO IM	0,1 MG/KG	PESO X 0,25	FAZER EV ET
THIONEMBUTAL frascos 100 mg	EV	2MG/KG	PESO X 0,1	DILUIR PARA 50 ML EV
PANCURONIO pavulon 2mg/ml	EV	0,05MG/KG	PESO X 0,025	FAZER EV SEM DILUIRT

IDADE	TUBO	FIXAÇÃO	LÂMINA	SONDA ASP	MÁSCARA
RNPT	2,5-3	8	RETA 0	5	0
RNT	3,0-3,5	10	RETA 0-1	6	0
6 MESES	3,5-4	12	RETA 0-1	8	0-1
1 ANO	4,0- 4,5	12	RETA 0-1	8	1
2 ANOS	4,5	14	RETA 2	8	1-2
4 ANOS	5,0	16	RETA2	10	2
8 ANOS	6,0	18	RETA/CURVA 2	10	2-3
10 ANOS	6,5	18-19	RETA/CURVA 2	12	3

Na hora
H
Pediatria

URGÊNCIA RESUMIDA

URGÊNCIA RESUMO I

URGÊNCIA RESUMO I	NA HORA H PEDIATRIA
PULSO	NEONATOS LACTENTES BRAQUIAL E FEMURAL CRIANÇAS CAROTÍDEO
MASSAGEM FREQUÊNCIA	RN LACTENTE 100 MIN REL MASS/VENT 5/1 CRIANÇAS <8A 100/MIN REL MASS/VEN 5/1 CRIANÇAS > 8 ANOS 100/MIN REL MASS/VEN 1 SOCORRISTA 30/2 2 SOCORRISTAS 15/2
TUBO TRAQUEAL	RN <1000= 2,5 1000=2000= 3 2000-3000=3,5 >3000=3,5-4 >6 MESES =3,5 6M- 1 ANO = 3,5-4 1-2 ANOS = 4-4,5 > 2 ANOS -12 ANOS = NUMERO **TUBO SEM CUFF= IDADE/4 + 4 COM CUFF IDADE/4+ 3,5**
COMPRIMENTO TUBO	1000 -2000 KG+6 >3000 KG+7 <6 M= 10-12 6M- 1 ANO= 12 1=2 ANOS=14 >2 ANOS=16 2-5 A= 16 5-8 A= 18 8-12 A= 20 >12A= 22 **FIXAÇÃO APRX= NUMERO X3**
LÂMINA	RNPT=RETA 0 **RNT=RETA 0-1** 6M=RETA 0-1 **1 ANO= R1-1,5** 2 ANOS= R2 **4 ANOS= R/C2** 6ANOS=R/C2 8 ANOS C2 10 ANOS C2/3 12 ANOS C3 ADULTO C3
SONDA FRENCH	RN <1000= 5 1000-2000= 6 2000-3000= 8 >3000 = 8 < 6 MESES=8 6M 1 ANO= 8-10 1-2 ANOS = 10-12 2-5= 12 5-8 =12-14 8-12= 14
ACESSO VASCULAR	ADRENALINA IV- IO- ET INTRA ÓSSEA >90 SEG SEM ACESSO <6A TIBIA INTERNA 1-2 CM ABAIXO DA BORDA INFERIOR DA TUBEROSIDADE TIBIAL >6 ANOS= TIBIA INTERNA 1-2 CM ACIMA MALÉOLO INTERNO

Na hora
H
Pediatria

URGÊNCIA RESUMO II

URGÊNCIA RESUMO II	NA HORA H PEDIATRIA

ADRENALINA PESO/10 PESOX 0,1 dose em ml	1 DOSE - 1ML adrenalina 1:1000 +9 ml SF dose 0,1 ml/kg dose máxima 1 mg 10 ml da diluição 2 DOSE = 0,1 ML/KG sem diluir Máximo 5 mg= 5 ampolas administrar na parada cada 3-5 minutos Neonatos ADRENALINA SEMPRE DILUIDA 1+9 0,1-0,3 ML/KG
BICARBONATO peso x 1	SE PARADA > 10 MINUTOS 1A DOSE 1 mEq/kg diluído 1:1 DOSES POSTERIORES = 0,5 mEq/kg a cada 10 Min se PH<7,10
LIQUIDOS	CRISTALÓIDES OU RINGUER LACTATO= 20 ML/KG RÁPIDO QUEIMADOS= COLÓIDES: ALBUMINA 5% DILIR COM SF NÃO COM GLICOSADO RINGER QUEIMADOS 2X PESOX % AREA QUEIMADA +NM EM 24 HORAS CONC HEMÁCEAS 10-15 ML/KG 1 UNIDADE= 250 ML PLASMA 10-20 ML/KG PLAQUETAS 1 UNIDADE/10KG Cada 5-10 u 30-50 ml de conc hemáceas transfunde 10 a 20 ml de plasma e 1 unidade de plaquetas (evitar coagulopátia de consumo e perpetuar hemorragia) Na infusão nada infundir junto sn SF
ARRITIMIAS	ASSISTOLIA AE SEM PULSO BLOQ AV COMPLETO= RCP se AE sen pulso desscartar : hipovolemia- pneumotórax- tamponamento cardíaco- intoxicações - hipotermia - alt eletrolítica
6H 5 T	HIPO/PERCALEMIA HIPÓXIA HIPOVOLEMIA HIPOGLICELA HIPOTERMIA HIDROG+ (acidose) TENSÃO TÓRAX PNEUMOTÓRAX TAMPONAM CARD. TOXINAS TROMBEMB CARD E PULMONAR.
ARRITIMIAS CHOCÁVEIS	FIBRILAÇÃO VENTRICULAR/ TAQUICARDIA VENTRICULAR SEM PULSO DESFIBRILAÇÃO
DESFIBRILAÇÃO PÁS	<1 ANO 10 KG= PED 4,5 CO >1A ADULTO 8-13 CM DEBAIXO CLAVÍCULA DIREITA DEBAIXO DA MAMA ESQUERDA
VOLTAGEM	1- 2J/KG 2- 2 J/KG DEPOIS 4J/KG segue -se após choque VENTILAÇÃO + ADRENALINA + RCP 1 MINUTO CHOQUE SN
ESTABILIZAÇÃO RESPIRATÓRIA	S02 >90% PaCO2 35=40 mmHg PaO2= 70-100 mm Hg
ESTABILIZAÇÃO HEMODINÂMICA	PAS= 70-80 < 2 ANOS >2 ANOS 80 +_ 2 X IDADE(anos) resposta capiar < 2segumdos DIURESE >1ML/KG/HORA

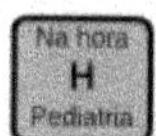

URGÊNCIA RESUMO III

URGÊNCIA RESUMO III

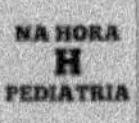

DOPAMINA	**3X PESO KG DILUIR EM 50 ML SF** 1ML/HORA= 1MCG/kg/MINUTO Iniciar com 5 mcg/kg e aumenta 3-5 mcg/kg/minuto até normalizar PA
ADRENALINA	**0,3 X PESO KG DILUIR 50 ML SF** 1ML/HORA= 0.1 micrograma/KG/minuto Uso hipotensão grave sem resposta Dopamina a 20 mcg/kg/minuto Iniciar com 0,1 mcg?kg/minuto e aumentar de 0,1 em 0,1 mcg/kg/minuto até normalizar a PA
DOPAMINA cardiogênico) Pesox1,2 =ml +QSP (sg5%)100 ml	**3 x PESO KG= mg de dopámina 50 ml SF** 1 ML/HORA = 1 mcg/kg/minuto DOSE 5-20 MCG/KG/MINUTO 1 MICROGOTA/KG= 1 MICROG/KG/MINUTO (diluir 1 ampola 10 ml em 90 de SG5% Aí o gotejamento = peso. Ex 8 kg= 8microgotas= corresponde a uma taxa de 8,3 microgramas/kg/minuto
NORADRENALINA distributivo	**0,3 x PESO KG = MG de NORADREN. EM 50 ML SF** 1 ml/hora= 0,1 mcg/kg/minuto DOSE 0,05 - 2 mcg/kg/minuto EM 100 ML : mg calculado x2 EM 500 ML= mg calculado x 10-
ESTABILIZAÇÃO NEUROLÓGICA	EVITAR HIIPO E HIPERTENSÃO EVITAR HIPOTERMIA TRAT PRECOCE CONVULSÕES AVALIAR GLASGOW
SINAIS DE HIC manitol 20% 1 ml/kg IV rápido	TAMBÉM EM (HIPERTEMSÃO- BRADICARDIA- ANISOCORIA) ELEVA CABEÇA 30 GRAUS HIPERVENTILAÇÃO **MANITOL 0,25- 0,5 G/KG CADA 4-6 HORAS** PREV CONVULSÃO= FENITOÍNA EV 10 MG/KG E DEPIS 5MG/KG/DIA DIV 2 DOSES 6/6
ESTABILIZAÇÃO RENAL	SONDAGEM CONTROLE DIURESE EX URÉIA CREATININA SEDIMENTO URINÁRIO MANTER VOLEMIA PA NORMAL OLIGÚRIA= PÓS EXPANSÃO= FUROSEMIDA 1-5 mg/Kg
FÍGADO GASTRO	RANITIDINA IV 1,5 mg/kg 6/6 horas SUCRALFATO POR SNG 1GR/6H >10 KG 0,5 GR/6H <10 KG

Na hora
H
Pediatria

URGÊNCIA RESUMO IV

URGÊNCIA RESUMO IV	NA HORA H PEDIATRIA

ANALGESIA SEDAÇÃO	**INTUBAÇÃO EM PARADA N. NECESSITA FORA DISSO PRECISA** sem sedação dif manobras, aumenta traumas vias aéreas, dor, angústia, aumenta PIC Não adm relaxante sem sedação prévia Para a estabilização BOLUS CLÁSSICO: **ATROPINA 0,01 - 0,02 mg/kg (min 0,1 máximo= 1 mg)** para diminuir a bradicardia **SEDAÇÃO= TIOPENTAL (PENTOBARBITAL) 3-5 mg/kg** **RELAXANTE- SUCCINILCOLINA (ANÁLOGOS)1-2 mg/kg** **TIOPENTAL** >>> Depressão miocárdica, hipotensão hipoivolemia apnéia depr. resp se apl. arterial gangrena **SUCCINILCOLINA CONTRA IND**= miastenia gravis Guillain Barré , DISTROFIAS, LESÃO MEDULAR, lesão ocular, PIC aum. hiperpotassemia, hipertermia maligna CASOS ESPECIAIS: ATROPINA- pode não usar se taquicardia significativa. **HIPOTENSÃO /HIPOVOLEMIA/DEP MIOCÁRDIA** : **MIDAZOLAN 0.1** - 0,3 mg/Kg ou **DIAZEPAN 0,2 -0,3 mg/Kg** STATUS ASMÁTICO **KETAMINA (CETAMINA)** 1-2 mg/kg (Máx 5 ml + Midazolan TCE= HIPERT IC LIDOCAÍNA 1 mg/kg + TIOPENTAL OU MIDAZOLAN **RELAXANTES MUSCULARES** inst hemod hipercalemia politraumatismo queimadura le¬so globo ocular HIC asma déficit colinesterase: ATRACURÔNIO 0,1-, 0,15 mg/kg RONCURÔNIO 0,6 - 1 mg/kg (mais rápido) VENCURÔNIO 0,1- 0,2 MG/KG
MANUTENÇÃO	ANALGÉSICOS SEDANTES E RELAXANTES MUSCULARES **VEJA URGÊNCIAS RESUMO V**

Na hora
H
Pediatria

URGÊNCIA RESUMO V

URGÊNCIA RESUMO V	NA HORA H PEDIATRIA

	MANUTENÇÃO: Analgésicos, sedantes, relaxantes musculares
ANALGESIA SEDAÇÃO MANUTENÇAO	**Metamizol**: analgésico intermediário : 40 mg/Kg/dosis cada 6 horas(0.1 ml/Kg Produz hipotensión. **Morfina**: analgésico potente, sedante: 0.1mg/Kg /dose, cada 4 horas .Produz hipotensão e depressão respiratoria. **Fentanil** : analgésico mais potente, sedante: 2-5mcg/Kg/dose. Produz depresão respiratoria, rigidez torácica, hipotensão (menos que morfina).Duração 30 min. **Ketamina**: analgésico, sedante, anestésico dissociativo: 1-2 mg/Kg. Produz agitacão e aumento PIC. Escassa depresão respiratoria. Broncodilatador. Aumento FC PA. Alucinacões Duração: 5-10 min. **Midazolam**: hipnótico: 0.1-0.3 mg/Kg (máx 5 mg). Efeito rápido E curto. Depresão respiratória. Duracão: 20-30 min. - **Diazepan**: hipnótico: 0.3 mg/Kg. Depresão respiratória. Maior duração. - **Propofol**: hipnótico: 0.5-3 mg/Kg IV. Depresião respiratoria, hipotensão bradicardia. Efecto rápido e curto: 5-10 min. - **Rocuronio**: relaxante muscular: 0.6-1 mg/Kg. Escassa repercusão hemodinâmica. Efeito rápido. Duracião: 30-40 min. - **Vecuronio**: rexante muscular: 0.1 mg/Kg. Escassa repercusão hemodinâmica. Duração: 30-60 min. - **Pancuronio**: relaxante muscular: 0.1 mg/Kg. Aumenta a FC e a PA. Contra indicado em insuficiência renal e em uso de antidepresivos tricíclicos. Duração: 45-90 min. - **Cis-atracurio** relaxante muscular: 0.1 mg/Kg. Pouca repercusão hemodinâmica. Não libera histamina. Duración 30 minutos
ANTÍDOTOS	**Benzodiazepicos = Flumazenil** 0.01 mg /Kg IV en 15 seg. Se necessário repetir cada min até 2 mg - **Opiáceos ▮ Naloxona:** 0.1 mg/Kg (máx 2 mg). - **Relaxantes musculares não despolarizantes: Neostigmina** (Prostigmine®): 0.07 mg/Kg (máx 3 mg) + Atropina: 0.01 mg/Kg previo

Na hora H Pediatria

URGÊNCIA RESUMO VI

URGÊNCIA RESUMO VI	NA HORA H PEDIATRIA
GLUCAGON	Hipoglicemia por hiperinsulinismo;. - Hipoglicemia refractária;. - Impossibilidade de obter acesso venoso;. -**Dose**(máx 1 mg). RN: 0,3 mg/kg/**dose** Glucagen 1mg (1UI) Injetável 1 Frasco**Ampola**+ Seringa com 1ml de Diluente.
FUROSEMIDA	ORAL = 1=3 MG/KG IV= 0,5- 1,5 MG/KG **Lasix**10mg/ml Injetável com **Ampolas**de 2ml cada.
NALOXONA	RN= 0,1 MG/KG IV IM IO BEBÊS 3-12M = 0,1 MG/KG CRIANÇAS <5 5A= 0,1 MG/KG CRIANÇAS >5 5 ANOS= 0,2 MG/KG MÁXIMA Todas as crianças com menos de 5 anos ou 20 kg. e suspeita de intoxicação por opióides devem receber naloxone na dose de 0.1mg/kg, já aquelas maiores devem receber 2 mg (segundo a AAP e a*American Heart Association*).
MEPERIDINA	Dose habitual situa-se entre 1 a 2 mg/kg (EV), com início de ação mais lento que a morfina e meia-vida entre 3 e 6 horas, podendo causar depressão do débito cardíaco, liberação de histamina e taquicardia. Em razão de suas desvantagens em relação à morfina e ao fentanil, seu uso em emergência e em UTIP é muito restrito, estando reservado para os casos de reação grave à anfotericina
MORFINA	A morfina pode ser utilizada por via endovenosa, intramuscular, subcutânea e por via oral. O início do efeito de analgésico, após administração intravenosa, se dá em 10 a 15 minutos. A dose padrão inicial de 0,1-0,2 mg/kg (EV) seguida de uma infusão de 20-60 μg/kg/hora proporciona um seguro alívio da dor em pacientes com ventilação espontânea. Os recém-nascidos e os pneumopatas crônicos têm os reflexos de proteção respiratórios prejudicados, o que aumenta o risco de depressão respiratória neste grupo de pacientes. Doses mais altas podem ser administradas para as crianças com suporte ventilatório, devendo ser ajustadas de acordo com a resposta clínica. Os recém-nascidos que recebem opióides devem estar continuamente monitorizados, preferencialmente com oximetria de pulso e em local que permita rápida intervenção para manutenção de via aérea, a simples observação da freqüência respiratória é inadequada para predizer apnéia.
TIOPENTAL convulsão refratária	O tiopental também é útil no manejo do estado epilético refratário. As crises convulsivas podem ser controladas com tiopental enquanto os agentes anticonvulsivantes não atingiram os níveis terapêuticos ideais. Neste caso, é administrado através de infusão contínua de 1-5 mg/kg/h. Em alguns casos de estado epiléptico tratados com altas doses de tiopental, em razão de um maior metabolismo hepático induzido pelo uso crônico de fenobarbital, os pacientes podem manter um estado de alerta e ventilação espontânea eficaz. Entretanto, com o acúmulo da droga (por uso mais prolongado), pode induzir à sedação profunda e comprometimento cardiorrespiratório. **tiopental**sódico 0,5 g / 1 g.**APRESENTAÇÕES**. Pó para solução injetável. Caixa contendo 25 frascos-ampola com 0,5 g. Caixa contendo 25 frascos-ampola ...

Na hora
H
Pediatria

URGÊNCIA RESUMO VII

URGÊNCIA RESUMO VII

NA HORA
H
PEDIATRIA

CARVÃO ATIVADO	0,5 A 1 GRAMA/KG MÁXIMO 25G A CADA 4 HORAS SF= 100 ML
HIDROCORTISONA FLEBOCORTID	AMPOLAS 100 300 500 ASMA 5-10 mg/kg IV vez choque 35-50 mg/kg/dose 2xx
FENTANIL	Rápido início de ação, DOSE1-5 µg/kg, porém em razão de seu rápido efeito, necessitam, na maior parte das ocasiões, de uma infusão de 1-10 µg/kg/hora para obter analgesia contínua. Em algumas situações que requerem analgesia e sedação por tempo prolongado (p.ex.: politrauma, queimados, etc.), pode ser necessário aumentar a infusão até 10 µg/kg/hora para compensar o efeito da tolerância. Entretanto, deve-se ressaltar que uma dose cumulativa superior a 1,5 mg/kg e/ou uma duração de infusão maior que 5 dias estão relacionadas a uma chance de mais de 50% de induzir à abstinência (38). O efeito adverso mais temido é a rigidez da parede torácica, que está relacionada com a dose administrada (maior que 5 µg/kg) e a velocidade de infusão. Este efeito pode ser antagonizado com a infusão de relaxante muscular e naloxone. A infusão isolada de naloxone não é suficiente para reverter rapidamente este quadro. Até o momento, não existem estudos conclusivos e definitivos que estabeleçam que o fentanil seja mais adequado que a morfina no tratamento da dor em crianças e recém-nascidos, continua sendo uma preferência de cada serviço, levando também em consideração o custo desta medicação, que é bem mais elevado. FONTE SBP
KETAMINA	Uma dose endovenosa de 1 - 2 mg/kg é normalmente adequada para induzir sedação com preservação dos reflexos de via aérea e do controle respiratório, permitindo realizar procedimentos dolorosos (suturas, passagem de cateteres venosos e arteriais, reduções de fraturas ou luxações) com mínimo desconforto. Em razão de seu efeito analgésico prolongado, sem causar grandes transtornos respiratórios, tem sido utilizada em larga escala em procedimentos dolorosos na sala de emergência. Para obtenção de sedação mais profunda, utilizamos uma dose entre 2 a 4 mg/kg, sendo necessário, na maioria das vezes, a manutenção de via aérea e ventilação artificial. Para sedação de pacientes em ventilação mecânica, empregamos uma infusão inicial de 10-15 µg/kg/min, podendo ser aumentada até 40-60 µg/kg/min. A analgesia pode ser provida com uma infusão de até 5 µg/kg/min (19,20). O uso concomitante de glicopirrolate ajuda a controlar o aumento de secreções em via respiratória, que são vistas freqüentemente depois de administração de ketamina. FONTE SBP
MIDAZOLAN	Sedação rápida, e sua principal vantagem é produzir amnésia. É quatro vezes mais potente que o diazepam. A depressão respiratória é dose-dependente, e hipotensão pode acontecer nos pacientes hipovolêmicos, mesmo com a administração de doses modestas. A dose de sedativo intravenosa padrão oscila entre 0,1-0,3 mg/kg, que é efetiva para procedimentos incômodos, como ecocardiografia e cardioversão. Doses maiores (0,4-0,5 mg/kg) podem ser utilizadas em situações em que se pretenda um maior relaxamento (indução de sedação para intubação traqueal) ou para procedimentos muito agressivos. Neste caso, aumenta o risco de depressão respiratória. Quando usado midazolam em associação com a quetamina, para realizar procedimentos ambulatoriais, a dose preconizada é de 0,1 a 0,2 mg/kg.

Na hora
H
Pediatria

URGÊNCIA RESUMO VIII

URGÊNCIA RESUMO VIII	NA HORA H PEDIATRIA
ADRENALINA	dose de 0,01 mg/kg (0,1 mL/kg da concentração 1:10.000). O uso de altas doses - 0,1 mg/kg (0,1 mL/kg da concentração 1:1.000) - é desencorajado, visto que a maioria dos estudos não demonstram benefício sobre a dose padrão, e talvez esteja associado a um pior desempenho neurológico. A exceção está no caso de intoxicação porb-bloqueador, em que a adrenalina em alta dose pode ser administrada.
AMIODARONA	- Amiodarona: diminui a condução átrio-ventricular (AV), prolonga a refratariedade do nódulo AV e lentifica a condução ventricular. **Usa-se em*bolus*de 5 mg/kg até a dose máxima total de 15 mg/kg;** recomenda-se a infusão lenta (20 a 60 minutos) para diminuir os efeitos colaterais, como hipotensão, bradicardia e bloqueio da condução cardíaca. Pode-se usar amiodarona em infusão contínua na dose de 5-15 mcg/kg/min após as doses de ataque. A amiodarona vem sendo usada com freqüência para tratamento de taquicardias supraventriculares, especialmente ritmos juncionais em UTI cardíaca, TV e em fibrilação ventricular, por suprimir as despolarizações ventriculares prematuras. Infelizmente, a maioria dos dados sobre essa droga são extrapolados de estudos em adultos**30**.
DESFIBRILAÇÃO SINCRONIZADA	Paciente com taquicardia supraventricular e hemodinamicamente instável deve receber cardioversão elétrica o mais rápido possível**34**. Lembrar de ajustar o desfibrilador no modo sincronizado! A dose é de 0,5-1 J/kg na primeira tentativa e 2 J/kg nas demais.
COMPRESSÃO TORÁXICA	**a) recém-nascidos:** através da compressão do esterno imediatamente abaixo da interseção da linha intermamilar e esternal. O socorrista deve envolver o tórax do recém-nascido com as mãos, colocando os polegares sobre o esterno e os outros dedos sobre a coluna; **b) crianças de 1 mês a 1 ano:** a compressão deve ser realizada sobre o esterno a um dedo abaixo da interseção da linha intermamilar com a linha esternal. O socorrista executa a compressão com dois ou três dedos de uma das mãos; a outra mão pode servir como suporte abaixo das costas da criança. **c) crianças de 1 a 8 anos**: o local de compressão no esterno é dois dedos acima do apêndice xifóide. É realizada com a região tenar de uma das mãos do socorrista, sem colocar os dedos sobre as costelas. Essa técnica exige que a criança esteja sobre uma superfície dura. O socorrista deve estar situado bem acima da criança e manter os seus braços esticados durante a compressão; **d) Maiores de 8 anos**: é a mesma técnica descrita para adultos, onde o socorrista posiciona uma mão sobre a outra para fazer a compressão.

Na hora
H
Pediatria

URGÊNCIA RESUMO XI

URGÊNCIA RESUMO IX

NA HORA
H
PEDIATRIA

CIRCULAÇÃO	A circulação, devemos fazer compressões de alta qualidade: • Comprimir forte (no mínimo 1/3 do diâmetro anteroposterior do tórax) e rápido (100 a 120/min) e permitir o retorno torácico; • Minimizar as interrupções nas compressões (menos que 10s); • Evitar ventilação excessiva; • Trocar o socorrista compressor a cada 2 min ou antes se ele fadigar; • Se o paciente não estiver com via aérea avançada, fazer a relação compressões: ventilações 30:2 com um único socorrista e 15:2 com pelo menos dois socorristas. Se tiver via aérea avançada, fazer 1 ventilação a cada 6s (10 ventilações/min) com compressões torácicas contínuas
VENTILAÇÃO	Fazer ventilação com máscara e bolsa autoinsuflável (ambu) com reservatório e válvula de segurança fechada conectado à fonte de oxigênio com fluxômetro a 10 a 15 L/min ao usar ambu pediátrico para pacientes entre 7 e 30 kg e ≥ 15 L/min ao usar ambu adulto para pessoas > 30 kg. Avaliar intubação endotraqueala partir de 2 min de RCP.
CHOQUES	• 1º choque com 2J/kg; • 2º choque com 4J/kg; • Choques subsequentes com pelo menos 4J/kg; • Máximo 10J/kg OU dose de adulto.
MEDICAÇÃO DE PARADA	• Em todos, dose de adrenalina IV/IO: 0,01 mg/kg/dose **(0,1 mL/kg com concentração 1:10.000 corresponde à solução de 1 mL de adrenalina 1 mg/mL +9 mL de soro fisiológico).** Repetir a cada 3 a 5 min. Se não tiver acesso IV/IO, pode fazer dose **endotraqueal: 0,1 mg/kg (0,1 mL/kg da adrenalina pura de 1 mg/mL na concentração 1:1.000);** • Nos casos de pacientes com ritmos chocáveis (FV ou TVSP) **após o 3º choque: Amiodarona via IO/EV: bolus de 5 mg/kg durante PCR. Pode ser repetida duas vezes. Lidocaína via IO/EV: inicial de 1 mg/kg.** Manutenção: 20 a 50 mcg/kg/min. Repetir bolus se a infusão iniciar >15 min após bolus inicial.

Na hora
H
Pediatria

PARADA I

PARADA CARD- RESP -PCR
NA HORA
H
PEDIATRIA
O2- SF 20 ML/KG se cardiogênico 10 ml/kg
1
PCR sem pulso
ALGORITMO SBV
RCP
MOV = monitor oxig veia
2
AVALIE O RITMO
3
FV/TV
CHOQUE
9
ASSISTOLIA
AESP
SEM CHOQUE
RCP= 100 MINUTO
VENTILAÇÃO 8-10 MINUTO
4
2J/KG
DEA >1 ANO use sist ped
para 1-8 anos
RCP PÓS CHOUE
5 CICLOS RCP
10
RCP IMEDIATAMENTE
ADRENALINA 1:10.000
IV IO 0,1 ml/kg
ET= 1:1000
0,1 ml/kg
repita cada 3-5 minutos
RCP 5 CICLOS
5
AV RITMO
11
AV RITMO
CHOQUE
NÃO
ASSISTOLIA
SEM PULSO
6
RCP
CHOQUE 4J/KG
RCP
ADRENALINA 1:10.000
0,1 ML/KG =PESO/10
Se ET= 1:1000
0,1 mk/kg
repita cada 3-5 mimutos
RCP 5 ciclos
CHOQUE
NÃO
13
12
ASSISTOLIA
SEM PULSO
ADMINISTRAR MEDICAMENTOS DURANTE AS
COMPRESSÕES TOTÁXICAS
7
AV RITMO
CHOQUE
NÃO
ASSISTOLIA
SEM PULSO
DURANTE A RCP
Compressão 100/minuto forte e rápido
CICLO 15 compresões 1 ventilação
5 ciclos = 1 a 2 minutos
EVITE HIPERVENTILAÇÃO
ANALISE O RITMO A CADA2 MINUTOS
PROCURE : 6H 57
HIPÓXIA
HIPOVOLEMIA
HIDROGÊNIO (acidose)
HIPO/HIPERPERNATREMIA
HIPOGLICEMIA
HIPOTERMIA
TAMPONAMENTO CARDÍACO
TENSÃO NO TÓRAX - PNEUMOTÓRAX
TROMBOSE - CORONARIANO PULMONAR
TRAUMA
TOXINAS
OBS- APÓS VIA AÉREA AVANÇADA VENTILA 8-10 MINUTO
E COMPRESSÃO SEM PAUSAS
8
RCP
CHOQUE 4J/KG
DEA >1 ANOS-
RCP
AMIODARONA 5 MG/KG
IV IO ou
LIDOCAÍNA 1 mg/kg IV IO
considere
MAGNÉSIO
25-50 mg/kg IV IO maximo
2gramas para torsades
pointes
RCP 5 CICLOS
2 SOCORRISTAS 15:2
1 SOCORRISTA 30:2
DESFIBRILE - 2J >>> 2-4 J >>> 4J/KG
AMIODARONA 5MG/KG Máximo= 300 mg
pode se reprtyir a dose até total 15mg/kg
(3xxd dose) Dose máxima cumulativa 2,2
gr IV/24 horas
Na hora
H
Pediatria
COMPRESSÃO 5-5 CM 1/3 A 2/3 DA
PROFUNDIDADE DO TÓRAX
DEA PAS 1-8 ANOS sn adulto
LIDOCAÍNA 1mg/kg
SULFATO DE MG 25-50 mg/kg dosa ÚNICA
MÁXIMO=2 GRAMAS
RARAMENTE
Bicarbonato= só PCR prolongada e
Hipercalemia Sintomática
Atropina - se bradicardia com tonus
exacerbado / Cálcio se hipocalcemia
documentada

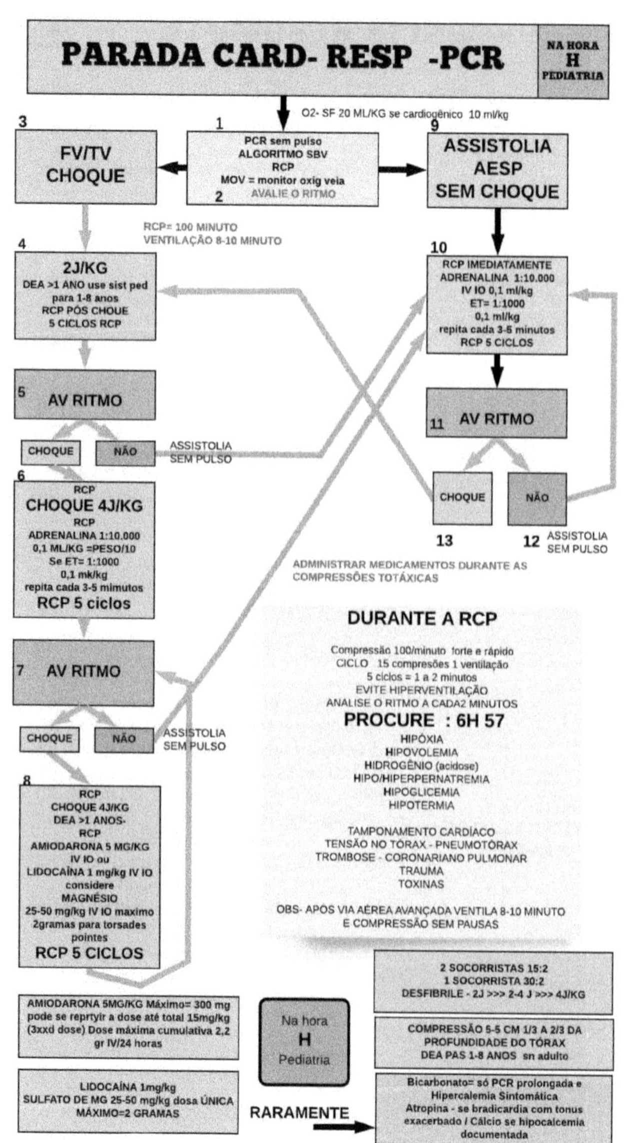

PARADA II

PARADA CARD RESP manejos - I

NA HORA H PEDIATRIA

CIRCULAÇÃO	Na circulação, devemos fazer compressões de alta qualidade: • Comprimir forte (no mínimo 1/3 do diâmetro anteroposterior do tórax) e rápido (100 a 120/min) e permitir o retorno torácico; • Minimizar as interrupções nas compressões (menos que 10s); • Evitar ventilação excessiva; • Trocar o socorrista compressor a cada 2 min ou antes se ele fadigar; • Se o paciente não estiver com via aérea avançada, fazer a relação compressões: ventilações 30:2 com um único socorrista e 15:2 com pelo menos dois socorristas. Se tiver via aérea avançada, fazer 1 ventilação a cada 6s (10 ventilações/min) com compressões torácicas contínuas.
VIAS AÉREAS	Nas vias aéreas, devemos avaliar se há corpo estranho, retirar se houver, abrir vias aéreas com tração da mandíbula e, na ausência de trauma, hiperestender a cabeça.
VENTILAÇÃO	Boa respiração Na boa respiração, devemos fazer ventilação com máscara e bolsa autoinsuflável (ambu) com reservatório e válvula de segurança fechada conectado à fonte de oxigênio com fluxômetro a 10 a 15 L/min ao usar ambu pediátrico para pacientes entre 7 e 30 kg e ≥ 15 L/min ao usar ambu adulto para pessoas > 30 kg.Avaliar intubação endotraqueala partir de 2 min de RCP.
EXPOSIÇÃO	Na exposição, devemos retirar as roupas dos pacientes em busca de lesões, logo depois cobrir o paciente e promover medidas para evitar hipotermia.
RITMO CARDÍACO CHOQUE SN	Assim que possível, devemos checar o ritmo cardíaco do paciente para verificar se é um ritmo chocável (taquicardia ventricular sem pulso ou fibrilação ventricular) ou não chocável (assistolia ou AESP – atividade elétrica sem pulso). **Se for um ritmo chocável, aplicar as seguintes energias na desfibrilação**: • 1° choque com 2J/kg; • 2° choque com 4J/kg; • Choques subsequentes com pelo menos 4J/kg; • Máximo 10J/kg OU dose de adulto.
AVALIAÇÃO NEUROLÓGICA	**GLASGOW** avaliar se as pupilas são isocóricas e fotorreagente
MEDICAMENTOS	• **Em todos, dose de adrenalina IV/IO: 0,01 mg/kg/dose (0,1 mL/kg com concentração 1:10.000** corresponde à solução de 1 mL de adrenalina 1 mg/mL +9 mL de soro fisiológico). Repetir a cada 3 a 5 min. Se não tiver acesso IV/IO, pode fazer dose endotraqueal: 0,1 mg/kg (0,1 mL/kg da adrenalina pura de 1 mg/mL na concentração 1:1.000); • Nos casos de pacientes com ritmos chocáveis (FV ou TVSP) após o 3° choque: **Amiodarona via IO/EV: bolus de 5 mg/kg durante PCR.** Pode ser repetida duas vezes. Dose de lidocaína via IO/EV: inicial de 1 mg/kg. Manutenção: 20 a 50 mcg/kg/min. Repetir bolus se a infusão iniciar >15 min após bolus inicial.

Na hora
H
Pediatria

PARADA III

PARADA CARD RESP manejos - II	NA HORA H PEDIATRIA

CAUSAS REVERSÍVEIS	• Hipovolemia; • Hipotermia; • Hipóxia; • Hiper/Hipocalemia; • H+ acidose; • Hipoglicemia; • Trombose coronariana; • Tromboembolismo pulmonar; • Pneumotórax hipertensivo; • Tóxicos; • Tamponamento cardíaco; • Trauma.
INTUBAÇÃO	• SEM Cuff = idade/4 + 4; considerando 0,5 para mais ou para menos; • COM Cuff = idade/4 + 3,5; considerando 0,5 para mais ou para menos. Para lactentes, a indicação é de se utilizar COTs 3,5 ou 4, ou até mesmo 4,5 para lactentes grandes.2
EXPOSIÇÃO	Na exposição, devemos retirar as roupas dos pacientes em busca de lesões, logo depois cobrir o paciente e promover medidas para evitar hipotermia.
CAPNÓGRAFO	Recomenda-se, ainda, a utilização de um capnógrafo de onda, considerado o método padrão ouro para confirmar e monitorizar o correto posicionamento da COT. 2,3 O capnógrafo é um equipamento que mede a quantidade de CO2 ao final da expiração (ETCO2) em curva contínua através do tempo. Na PCR é necessário realizar 5 ventilações para que o CO2 seja detectado de forma confiável, pois em alguns casos a intubação esofágica pode gerar curva inicial na capnografia, devido a uma pequena quantidade de CO2 presente no estômago Após alguns segundos, o traçado volta à linha de base. A onda de capnografia deve estar acima de 10 mmHg para indicar compressões torácicas efetivas e quando abruptamente o valor de capnografia aumenta acima dos 35 mmHg, esta é uma evidência de retorno da circulação espontânea (RCE).2
RITMOS CHOCÁVEIS	**FIBRILAÇÃO VENTRICULAR TAQUICARDIA VENTRICULAR CHOQUE >>>>> RCP 2 MINUTOS**
RITMOS NÃO CHOCÁVEIS	**ASSISTOLIA ATIVIDADE ELÉTRICA SEM PULSO RCP 2 MIN>>> ADRENALINA> VER RITMO** SE CHOCÁVEL> CHOQUE>>> RCP> CHOQUE>RCP considerar amiodarona

Na hora
H
Pediatria

CONHEÇA NOSSOS EBOOKS NA AMAZOM

Na hora H Pediatria 500 organogramas médicos

Na hora H Pediatria 1000 organogramas

NA HORA H PEDIATRIA

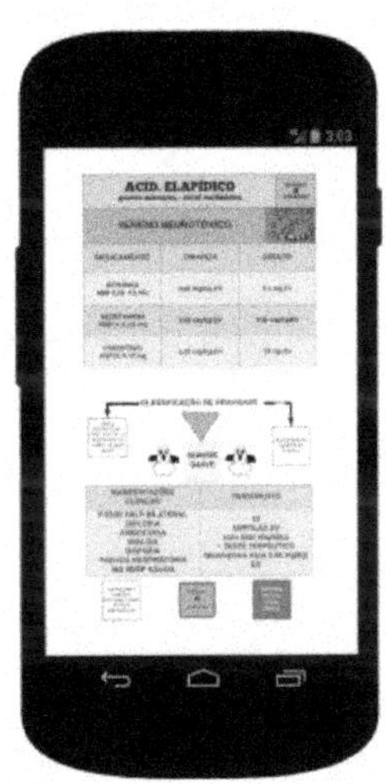

TUDO NA SUA MÃO EM QUALQUE LUGAR

XX- FINALIZANDO

Esta obra está em constante atualização. Esperamos que a cada edição possamos melhorar o conteúdo e para isso contamos com a sua participação mantendo contato com o autor pelo qual antecipadamente agradecemos.

mailto:Sugestões
mailto:rmassucatto@gmail.com

Via Zap -15-99706-7660

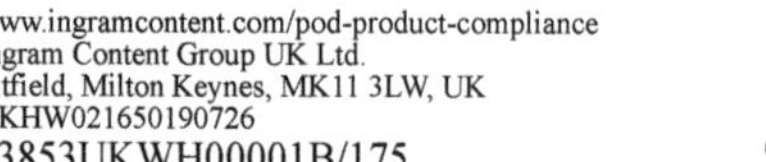

www.ingramcontent.com/pod-product-compliance
Ingram Content Group UK Ltd.
Pitfield, Milton Keynes, MK11 3LW, UK
UKHW021650190726
13853UKWH00001B/175